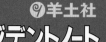

JN046124

おかげさまで25年

レジデントノートは2023年度で

『創刊25年目』となりました.

これからも読者の皆さまの声を大切に,

レジデントノートだからこそ読める,

研修医に必要なことをしっかり押さえた

誌面をお届けしてまいります.

どうぞご期待ください！

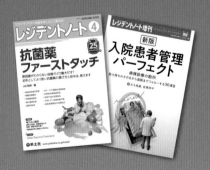

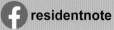

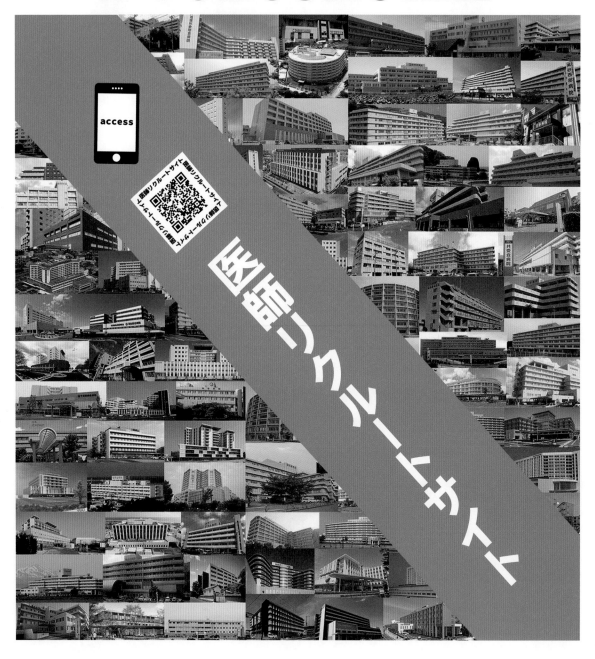

レジデントノート
contents
2023 **11**
Vol.25-No.12

特集

病棟でもう迷わない！高齢者によくある症候の診かた

5Msフレームワークで対応する入院関連合併症

編集／坂井智達（名古屋大学大学院医学系研究科 地域在宅医療学・老年科学）

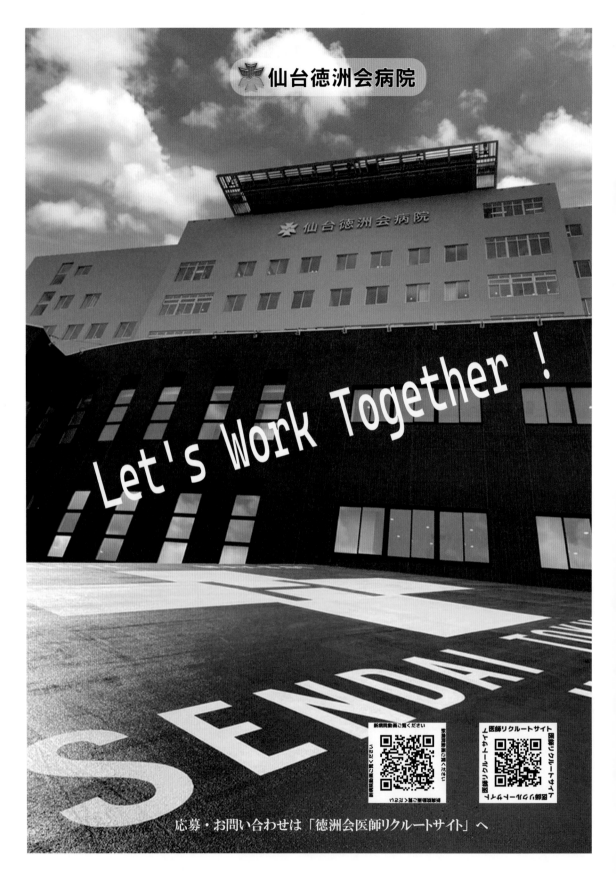

仙台徳洲会病院

Let's Work Together !

応募・お問い合わせは「徳洲会医師リクルートサイト」へ

レジデントノート

contents

2023 **11**
Vol.25-No.12

連 載

レジデントノート増刊

1つのテーマをより広くより深く

□ 定価 5,170円
（本体4,700円+税10%） 　□ 年6冊発行 　□ B5判

レジデントノート Vol.25 No.11 　増刊（2023年10月発行）

もう迷わない！
ICUでの考え方、動き方

薬剤や機器の使い方、循環・呼吸管理まで、
全体像を掴めるICU研修の地図

新刊

編集／佐藤暢夫，野村岳志

□ 240頁 　□ ISBN 978-4-7581-2705-9

● 「ICUとはまずどんなところか」という最初の疑問から，薬剤や機器の使い方，循環・呼吸管理まで，集中治療の勘所をわかりやすく！

● 研修を有意義に過ごすためにまず押さえておきたい必須知識をこの1冊で！

本書の内容

第1章　総論：ICUとはどんなところ？
ICUの患者・集中治療医／臓器の重症度評価／一般病棟の重症患者の評価／ICUでの予防策／ICUでの栄養療法／ICUでの理学療法／一般病棟に帰室する基準／【コラム】PICSって何でしょうか？

第2章　これだけは知っておこう ICUにおける薬物療法
循環作動薬投与の基本／鎮静・鎮痛薬投与の基本／抗凝固薬・抗血小板薬の基本／抗菌薬投与の基本

第3章　知っておきたい機器・手技
超音波画像診断の基本／気管支内視鏡検査の基本／腎代替療法の基本／血液ガス分析の基本／補助循環装置の使用の基本

第4章　はじめての呼吸管理
呼吸管理が必要なとき／呼吸管理の方法／換気モードの選択／人工呼吸管理中の注意点／人工呼吸器離脱の方法

第5章　はじめての循環管理
循環不全やショックに早く気づくために／循環不全時の治療／心臓外科の術後管理での注意点

第6章　はじめての患者対応・患者説明
ICU入室時の家族説明／治療見込みが乏しい場合の説明

次号 2023年12月発行予定

処方の「なぜ？」がわかる　臨床現場の薬理学
～蓄積した知識に新たな視点を加え、明日の診療に活かす！

編集／今井 靖

発行 羊土社 YODOSHA

〒101-0052 　東京都千代田区神田小川町2-5-1 　TEL 03(5282)1211 　FAX 03(5282)1212
E-mail：eigyo@yodosha.co.jp
URL：www.yodosha.co.jp/

ご注文は最寄りの書店，または小社営業部まで

実践！画像診断 Q&A - このサインを見落とすな

Case1
[救急画像編]

WEBで読める！

▶ **頭痛と視力障害で来院した50歳代女性**

（出題・解説）**井上明星**

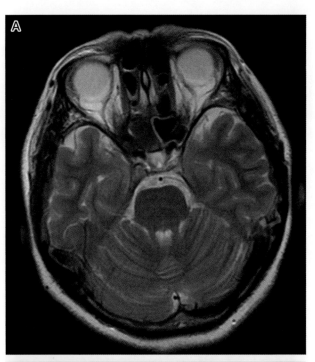

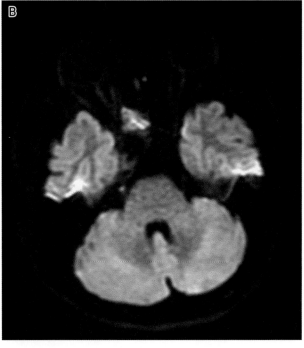

病歴

症例：50歳代女性．2日前から頭痛と右眼のかすみが出現し，改善しないため来院．

既往歴：片頭痛．

身体所見：痛みは前額部と右眼周囲に限局しており，右眼窩内側に叩打痛を認める．

血液検査所見：Ht 39.7％，WBC 10,400/μL，PLT 30.7万/μL，BS 115 mg/dL，CRP 0.74 mg/dL．MRIを示す．

問題

Q1：頭部MRI（図）で認められる病変部と診断は？

Q2：治療法は？

本症例はweb上での連続画像の参照を推奨します．

図　頭部MRI
A）T2強調像，B）拡散強調像（b = 1,000）．

Akitoshi Inoue（滋賀医科大学 放射線医学講座）

web上にて本症例の全スライスが閲覧可能です．

Answer
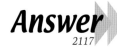

解答　副鼻腔真菌症（急性浸潤性）

A1：右蝶形骨洞の副鼻腔真菌症.
A2：外切開による拡大手術および抗真菌薬投与.

解説　　副鼻腔真菌症は急性浸潤性，慢性浸潤性，慢性非浸潤性およびアレルギー性に分類される．いずれの病態においても手術治療が第一選択とされる．なかでも，急性および慢性の浸潤性副鼻腔真菌症は，組織浸潤を伴う病態であり，免疫が低下した患者において日和見感染として発症することが多いとされる．慢性浸潤性の場合は粘膜内浸潤にとどまることが多いが，急性浸潤性の場合は，真菌が血管内に浸潤し，血栓形成を伴う血管侵襲により周辺臓器の壊死性感染を引き起こす．強い頭痛や真菌の浸潤部位に応じた脳神経症状で発症するとされる．予後不良で全生存率は約50％とされている[1]．

急性浸潤性の副鼻腔真菌症の起因菌としてはアスペルギルスが最も多い．β-Dグルカンや血清アスペルギルス抗原が陰性であることがしばしばあり，培養で真菌が同定されることも少ない．確定診断は培養検査，病理検査が必要とされる．本症例では手術検体のGrocott染色でアスペルギルス菌体が同定され，急性浸潤性の副鼻腔真菌症と診断された．

眼窩先端症候群を伴う頻度は2％とされている．眼窩先端症候群は，腫瘍，感染症，肉芽腫性疾患（サルコイドーシス，Tolosa-Hunt症候群），血管病変，外傷などでも生じる．また，肉芽腫性疾患や視神経炎と誤診され，ステロイド投与が行われると真菌症の増悪を招くため注意が必要である[2]．

画像検査では，CTでは病変部はやや高吸収を示し，MRIのT2強調像では菌体に含まれる鉄やマンガンを反映して低信号を示す．一見すると副鼻腔内が低信号であるため，含気が保たれている正常副鼻腔のように見えるが，拡散強調像で高信号を示すことが，病変を見つける糸口となる．また，骨融解や隣接する軟部組織浸潤を伴うこともあるが，副鼻腔の粘膜肥厚や骨浸潤は軽微なこともあり注意を要する．急速に増悪するため，培養結果を待つことなく画像検査で診断し，迅速に外科的治療および抗真菌薬治療を開始することが求められる疾患である．

謝辞

本症例の提示あたり，助言をいただきました石田正平先生（公立甲賀病院 脳神経外科），中多祐介先生（公立甲賀病院 耳鼻咽喉科）に心より感謝申し上げます．

引用文献

1）吉川 衛：副鼻腔真菌症の診断と治療．日本耳鼻咽喉科学会会報，118：629-635，2015
2）越塚慶一，他：眼窩先端症候群を伴った浸潤型副鼻腔真菌症の2症例．頭頸部外科，25：325-332，2016

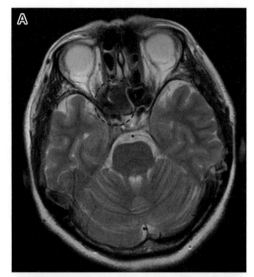
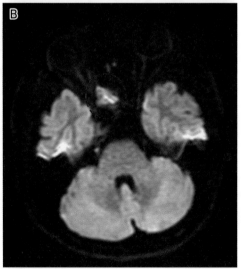

図　頭部MRI
T2強調像で右蝶形骨洞に低信号を示す内容物が貯留している（A：◯）．眼窩尖部の脂肪組織にも病変の波及がみられる．拡散強調像（b = 1,000）．では右蝶形骨の病変は高信号を示している（B：◯）．

本コーナーはWebでもご覧いただけます（過去の症例の閲覧には会員登録が必要です）：www.yodosha.co.jp/rnote/gazou_qa/index.html

Case2 [胸部編]

1カ月持続する喀痰，労作時呼吸困難を主訴に来院した80歳代男性

（出題・解説）中村友昭，西村直樹

WEBで読める！

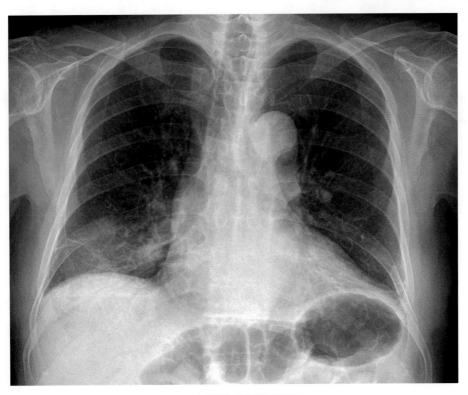

図1 来院時胸部単純X線写真

病歴

症例：80歳代男性．**既往歴**：2型糖尿病と前立腺肥大症で他院通院中である．

現病歴：来院1カ月前から喀痰の増加と労作時呼吸困難を自覚した．発熱・胸痛・体重減少はなかった．胸部単純X線写真で急性肺炎と診断され，抗菌薬が1週間投与されたが症状に改善なく，他院から当科に紹介となった．

身体所見：身長174 cm，体重67 kg．意識清明，体温36.5℃，血圧120/64 mmHg，脈拍74回/分・整，SpO₂ 98％（室内気）．心雑音なし．右下肺野でcoarse cracklesを聴取する．腹部平坦，圧痛なし．顔面・四肢の皮疹なし．両側下腿浮腫なし．

内服薬：メトホルミン，シロドシン，デュタステリド．

生活歴：喫煙歴なし，飲酒歴なし．アレルギー歴なし．

家族歴：特記事項なし．

血液検査：WBC 6,400/μL（好中球77.1％，リンパ球17.3％，好酸球1.2％），Hb 14.2 g/dL，Plt 14.7万/μL，Alb 4.3 g/dL，AST 19 IU/L，ALT 21 IU/L，LDH 167 IU/L，UN 25.7 mg/dL，Cr 0.98 mg/dL，Na 143 mEq/L，K 4.0 mEq/L，CRP 0.12 mg/dL，KL-6 274 U/mL．

問題

Q1：胸部単純X線写真（図1）の所見は？

Q2：鑑別として何を考え，どのような対応や検査を行うか？

Tomoaki Nakamura，Naoki Nishimura（聖路加国際病院 呼吸器センター 呼吸器内科）

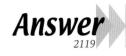

ある1年目の研修医の診断	
右下肺野に浸潤影があります．やはり肺炎だと思います．	

浸潤性粘液性腺癌（原発性肺癌）

解答

A1：胸部単純X線写真では右下肺の横隔膜陰影と重なって浸潤影〜すりガラス影を認める（図1○）．左下肺野にも索状影を認める（図1▶）．両側肋骨横隔膜角は鋭であり，明らかな胸水貯留は認めない．

A2：慢性経過の浸潤影，呼吸器症状であり，抗菌薬投与で改善しないことから，器質化肺炎，浸潤性粘液性腺癌，結核性肺炎などを鑑別にあげ，感染症の除外と診断目的に気管支鏡検査を施行し病理組織像を確認する．

解説　本症例は浸潤性粘液性腺癌の症例である．胸部単純X線写真では右下肺野の横隔膜陰影と重なって浸潤影を認める（図1○）．肺野は横隔膜の頂部よりも尾側まで広がっており，正常では同部位の陰影はより明るく，胸膜下端を追えることがある．左下肺野にも索状影を認めるが（図1▶），過去の胸部単純X線写真と比較すると著変はなく，陳旧性変化であると推測した．以上からは右下葉，特に横隔膜の後方を中心とした陰影があり，症状もそれに伴うものであると考えられる．慢性経過の浸潤影，呼吸器症状であり，抗菌薬投与で改善しないことから，器質化肺炎，浸潤性粘液性腺癌，結核性肺炎などを鑑別にあげる．これらの診断のためには，喀痰抗酸菌塗抹検査が陰性なら気管支鏡検査の施行が必要である．

　本症例は当院初診時には，抗菌薬投与によって改善しない治療抵抗性肺炎と考えた．治療抵抗性肺炎とは，通常の細菌性肺炎として治療開始したにもかかわらず，順調に治癒しない状態であり，治療開始後72時間を目安にその可能性を考える．治癒の遷延，耐性菌の可能性，膿胸や肺膿瘍の合併症を考えるほか，抗酸菌・ウイルス・真菌などの細菌以外の感染症，器質化肺炎を含む間質性肺炎，浸潤性粘液性腺癌や悪性リンパ腫を中心とした悪性腫瘍，心不全・肺胞出血などの非感染性の原因を考える必要がある[1]．本症例では，慢性経過であり，血液検査上の変化にも乏しいことから，器質化肺炎，浸潤性粘液性腺癌，結核性肺炎を中心に鑑別を絞り，経気管支肺生検を施行した結果，浸潤性粘液性腺癌の病理像が得られた．患者は積極的な治療を希望せず，best supportive careのみ行った．

　浸潤性粘液性腺癌は，肺腺癌の一亜型であり肺腺癌の約5％を占め，病理学的には細胞質内ムチンを含む杯状または柱状の腫瘍細胞からなる[2]．胸部CTの特徴は，肺炎類似の斑状のエアブロンコグラムを伴うコンソリデーションを呈する傾向にある（図2）．肺炎との画像上の比較では，葉間部のごつごつした隆起様変化，拡張もしくは狭窄したエアブロンコグラムなどが浸潤性粘液性腺癌に多いと指摘されている[3]．一般に進行再発肺腺癌では，EGFR変異，ALK/ROS1再配列といった治療対象となるドライバー遺伝子変異を有し，対象となるチロシンキナーゼ阻害薬を投与できることも多いが，浸潤性粘液性腺癌ではそれらの遺伝子変異が稀であるか存在しない[2]．また，従来の化学療法の効果が乏しいことが知られており，早期診断が重要である．

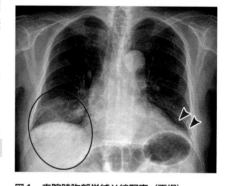

図1　来院時胸部単純X線写真（再掲）
胸部単純X線写真では右下肺の横隔膜陰影と重なって浸潤影〜すりガラス影を認める（○）．左下肺野にも索状陰を認める（▶）．両側肋骨横隔膜角は鋭であり，明らかな胸水貯留は認めない．

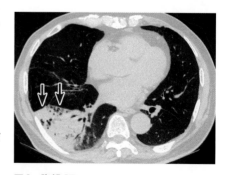

図2　胸部CT
右肺下葉肺底部にエアブロンコグラムを伴うコンソリデーションを認める（➡）．

引用文献

1) Ost D, et al：Nonresolving pneumonia. UpToDate, 2021（2023年7月閲覧）
2) Cha YJ & Shim HS：Biology of invasive mucinous adenocarcinoma of the lung. Transl Lung Cancer Res, 6：508-512, 2017（PMID：29114467）
3) Jung JI, et al：CT differentiation of pneumonic-type bronchioloalveolar cell carcinoma and infectious pneumonia. Br J Radiol, 74：490-494, 2001（PMID：11459727）

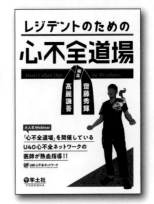

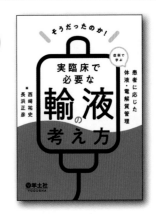
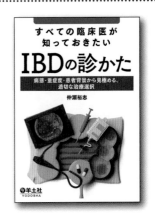

豪華賞品が当たる!!

医師・医学生 アンケート実施中

羊土社

期間限定 2023年 **10月31日** まで

ただいま羊土社では，今後のよりよい書籍づくりをめざしまして，医師・医学生の方を対象としたアンケートを実施中．抽選で豪華賞品が当たるほか，回答者全員へのプレゼントもご用意しております．奮ってご参加ください！

A賞 （3種類・各1名様）

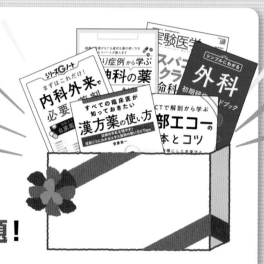

❶ 羊土社書籍

30,000円分

お好きな本を選び放題！

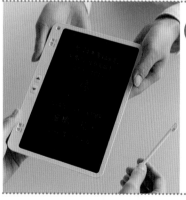

❷ 電子メモパッド ブギーボード BB-16 （キングジム）

ちょっとしたメモや，患者さんへの説明用にも使えるオススメアイテム！
専用アプリで，画像データ保存&編集もできます．

❸ 図書カード 10,000円分

※ 賞品のお届け先は日本国内のみとさせていただきます．日本国内でのお受け取りができない場合は，ご応募が無効となりますのでご注意ください．

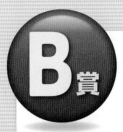

B賞 (11名様)

羊土社おすすめ書籍

羊土社の人気書籍を厳選し，プレゼントします

（全11冊：各1名様）

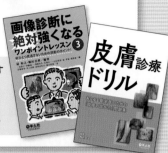

- ●皮膚診療ドリル　　●心電図の読み方やさしくやさしく教えます
- ●画像診断に絶対強くなるワンポイントレッスン3
- ●本音で語る！リウマチ・膠原病治療薬の使い方
- ●長澤先生，腎臓って結局どう診ればいいですか？　など，全11冊

H賞 (20名様)
「ひつじ社員」ぬいぐるみ

A賞・B賞にはずれた方のなかから抽選で
20名様に，羊土社マスコット「ひつじ社員」
のぬいぐるみをプレゼントします

※色はお選びいただけません.

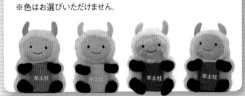

回答者全員プレゼント

回答者全員に対象書籍のなかからお好きな1冊の
WEB閲覧権（1年間）をプレゼントします

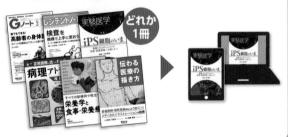

どれか
1冊

医師・医学生アンケート プレゼント応募要項

【応募期間】2023年9月1日～10月31日

【賞　　品】A賞，B賞のうちご希望のものを抽選でプレゼントいたします．また，各賞にはずれた方のなかから20名様に「ひつじ
社員」ぬいぐるみをプレゼントいたします．さらに，ご回答いただいた方全員に，対象書籍のなかから，お好きな1冊
のWEB閲覧権（1年間）をプレゼントいたします.

【応募条件】下記を必ずご確認のうえ，ご応募ください.
①アンケート回答・応募には「羊土社会員」にご登録いただく必要があります．②ご回答時点で，医師・医学生の方に
限らせていただきます．③お一人様1回に限らせていただきます（※）．④アンケートの必須項目にすべてご回答いた
だいた方のみご応募いただけるようになります.

※小社にて複数のご応募と判断した場合は当選対象から除外させていただくことがございます．予めご了承ください.

【当選発表】当選者の発表は賞品の発送をもってかえさせていただきます.

ご応募・詳細は羊土社ホームページから
www.yodosha.co.jp/yodobook/q2023/

「羊土社会員」のご案内

羊土社会員にご登録いただきますと，下記のような特典があります．ご登録は無料です.

◎ 書籍の付録・特典や会員限定のウェブコンテンツをご利用いただけます！
◎ 羊土社HPからの書籍の購入はもちろん，「レジデントノート」「実験医学」バックナンバーの電子版（PDF）のご購入も可能です！

ご登録・詳細はこちらから ➡ www.yodosha.co.jp/webcustomer/about.html

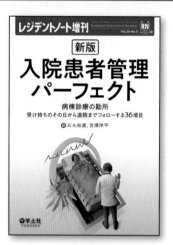

病棟でもう迷わない！高齢者によくある症候の診かた

5Msフレームワークで対応する入院関連合併症

特集にあたって

坂井智達

1　はじめに～筆者の研修医時代を含む体験から

1）高齢者診療に苦労した研修医時代

　10年ほど前になりますが，私は地域の中核病院で初期研修をしていました．内科系・外科系問わず，高齢の入院患者さんをたくさん担当させてもらいました．そのなかにはもちろん，自立しておられ成人診療とそう変わらない対応ができる患者さんもいましたが，そうでない多くの患者さんの診療は一筋縄ではなかったです．自宅退院の日程を決めるために面談をした際，患者さんの変わり果てた姿を見た家族から，「このままでは自宅には連れて帰れない」と言われ，そこからどたばたとソーシャルワーカーに相談したことがありました．はたまた，ADLが落ちないようにとリハビリテーションの依頼を出すも，依頼意図がうまく伝わらず，担当のスタッフを困らせたこともありました．「患者さんが不穏」とのコールを受け，どきどきしながら現場に向かったこともありました．退院時に「褥瘡に関する診療情報提供書が必要」と言われ，褥瘡チームの記録を必死に見直したこともありました．入院中の尿閉で泌尿器科の医師に相談すると「ADLが上がってこないとね」，と言われたことが何度もありました．栄養に関しては，当時は栄養士に頼りっきりでした．加えて，とにかく，カルテは書くのが大変でした．それは既往・併存疾患，薬剤，生活社会背景等の情報の多さもそうですが，特に大変だったのは，アセスメントのところでした．多く並んだプロブレムの一つひとつアセスメントしようとするとそれらが相互に関係しており，途中で思考停止してしまうことも多々ありました．

　目の前の患者さんに一生懸命だった当時の私は，何故あんなに苦労したのでしょうか．その理由は，学生時代から体系的に老年医学を学ぶ機会が少なかったこと，それも影響してか，疾患臓器別等の縦割り思考に大きく支配されていたこと，さらに内科や救急で扱うようなフレームワークやアルゴリズムが，高齢者診療にはあまりなく，とっつきにくかったことなどがあったと思います．また，当時の私は，入院による害が，高齢の入院患者さ

んには起きやすいということは肌感でわかってはいましたが，対処すべき対象として，それに対する問題意識が薄かったように思います．

2）老年内科診療に触れるようになってからの気づき

　そんな私でしたが，幸運にも初期研修の後，老年内科医のもとで研修をさせてもらう機会に恵まれました．一緒に回診をするなかで特に印象的であったのは，何気ない会話のなかでの認知機能の評価やターゲットを絞った身体機能評価を行い，それらを治療やケアの方針決定に生かしていたことでした．それだけでも目から鱗でしたが，機能に着目することで自然と生活にも意識が向くようになり，さらには，よりよい診療のためには，その人自身のことをより知りたいと思うようになりました．疾患の治療はその一部に過ぎないと思えましたし，自分にできることがたくさんあることに気がついて診療により前向きになることができました．また，そのような視点をもつことで医師以外の他職種の方の見え方も変わりました．というか，同じ目標に向かうという意味で初めて同じ土俵に立てた気がしました．大学病院の老年内科診療では，入院患者さんに老年内科診療のコアともいえる高齢者総合機能評価（comprehensive geriatric assessment：CGA）をフルで行っています．すべての評価を行うにはある程度時間がかかりますが，CGAの評価後には目の前の患者さんがどのような日常生活をどのような環境でどのように送っているかがより鮮明に想像できます．特に急性期の入院では，入院時は状態が良くないことが多いので，CGAの評価前後で大きく患者さんの印象が変わることもよくあります．

　この企画のお話をいただいてから，自分の研修医時代から老年内科医に至るまでを今一度振り返ってみました．私の研修医時代は読まれた方はわかる通り，褒められたものではないですが，これを読んでいる研修医の皆さんが，そうはならないように，誌面を通して学んでもらえるように企画を考えてみました．

2 企画趣旨

　世界を代表する超高齢社会である日本では，研修医の皆さんが担当する病棟診療の対象の多くは当然高齢者であると思います．高齢者の訴える症候の多くは複数の疾患，機能障害，さまざまな社会背景がゆえ，複雑で，研修医の皆さんが対応に迷う場面が多いのではないでしょうか？　一方で，その複雑性の専門家ともいえる老年内科医の診療スキルを体系的に学ぶ機会は少ないのが現状ですし，研修医の先生が日々の診療で老年内科医が行うようなフルのCGAを実践するの時間的に難しい状況ではないかと思います．そこで，今回の特集では，**研修医の皆さんに最も身近なテーマ**を通して老年内科の視点・スキルを学んでもらい，それらを前向きに，少しでも実践してもらえるように**シンプルなフレーム**を用いて高齢患者の病棟でのよくある症候を**症例ベース**でみていく内容としました．

● HAC × 5Ms

　総論では研修医が病棟でよく出合う症候として，高齢者に起こりやすい HAC（hospital acquired complication：入院関連合併症）を取り上げ，解説します．さらに，高齢者診療における複雑な情報を整理し的確に次のアクションへと繋げるためのフレームとして「5Ms」を紹介します．

　各論ではそれぞれの HAC について深掘りしつつ．誌面上にはなりますが，できる限りリアルな症例を提供し，5Ms を用いた診療を体験してもらいます．各論のテーマごとに症例と 5Ms アクションの表がありますので，ひととおり読んだ後に，表を全体として眺めてもらうと複雑な症例の診療をすっきり理解できることを感じてもらえると思います．また，著者の先生方には研修医の先生方が 1 週間程度で実施できる量の提示症例へのアクションの記載をお願いしていますので，誌面の内容がすべてではありませんし，唯一の正解というわけでもありません．ですから，自分だったらこれをしようと考えながら読んでもらえたら，より学びが深くなると思います．

■ おわりに

　今回の特集に関わることができて，とてもうれしく光栄に思います．企画を提供していただいた羊土社の担当者の方々，素晴らしい文章を書いていただいた執筆者の先生方に大いに感謝いたします．

　そして，読者の皆さん，本特集を読めば，病棟の自分の受け持ちの患者さんに会いに行きたくなること必至です！また，病棟高齢者診療で困ったことがあれば，その都度読み返していただけるとよいかと思いますし，5Ms の表は，症例検討会や多職種カンファレンスで，本特集のように情報をまとめて共有する際に大いにお役立ていただけると思いますのでぜひ現場でご活用いただければと思います．

Profile

| 坂井智達（Tomomichi Sakai）

名古屋大学大学院医学系研究科 地域在宅医療学・老年科学
老年内科での診療に加え，研究では，高齢者の施設ケアや老年医学教育に特に関心があります．つい最近までオーストラリアのアデレードというところに留学していました．世界の Livable city として上位に入るようなとても住みよい街でした．City にほど近い場所に住んでいましたが，家の前にコアラがやってきたことは，大きなインパクトとともに思い出になっています．一緒に臨床，研究したい方はぜひ連絡ください．

当科ホームページ：
https://www.med.nagoya-u.ac.jp/geriatrics/

【総論：高齢入院患者への対応の基本】

高齢入院患者に生じる入院関連合併症（HAC）とは？

長永真明

① 入院関連合併症（HAC）は高頻度であり予後不良の転帰に関連するため，高齢入院患者の診療の際はHACを意識する必要がある

② HACの予防法は確立していないが，患者背景に注目して発症リスクを評価することで早期介入が可能である

③ HAC発症リスクを評価し，多職種と連携してHACを予防しよう

■ はじめに

「入院関連合併症」という言葉を聞いたことはあるでしょうか.

研修医の先生はさまざまな急性疾患の治療のため入院となった患者さんの担当医になることが多いと思いますが，入院中に転倒やせん妄，身体機能の低下をきたした症例を経験したことがあると思います. 多忙な業務のなかで入院の主因となった疾患の治療に力が注がれることは当然と思いますが，一方でこのような入院関連合併症を意識して診療することは少ないのではないでしょうか.

しかしひとたび入院関連合併症〔ここではHAC（hospital acquired complication）と述べることにします〕が発生すると，治療方針の変更を余儀なくされ，入院期間が延長したり，自宅退院が難しくなるなどの問題も生じ得ます. そのため高齢入院患者の病棟管理を行ううえで，HACの予防や早期介入を行うことは重要な意義があります.

本稿ではHACの概要に関して解説していきます.

1 HACの定義

　日常診療のなかで,「患者背景」を意識した病歴聴取を行うことは多いと思います. つまり実臨床では現病歴に加え, 既往歴, 併存疾患, 生活歴, アレルギー, 内服薬などの情報を収集しつつ, 診断や治療を行っていくことが求められます. これらの情報は「型」に落とし込むことが可能であり, 高齢入院患者でも同様のアプローチで診療することが基本となります. しかし高齢入院患者では認知機能低下, ADL低下, 転倒や骨折, 低栄養など「型」に入れにくい症候を併存していることも多いとされています. これらの加齢に伴う心身の機能の衰えによる症状や徴候は**老年症候群**と呼ばれていますが, 入院前よりさまざまな基礎疾患や老年症候群を呈している高齢入院患者は入院関連の有害事象が併発することが多く, **この入院中に新規に発症する合併症がHACと定義**されています[1].

　高齢者に多いHACとしてせん妄, ADL低下, 新規の失禁 (尿失禁・便失禁), 転倒, 褥瘡, 低栄養が一般的に知られています (図1). 一方でHACに院内感染が含まれている報告や静脈血栓, 消化管出血なども含めた16項目をHACとしている報告[2]もあります.

　つまりHACの具体的な項目は明確に定義づけされているわけではなく, 実臨床では細かな定義にこだわるよりは入院中の有害事象全体と捉えた方がよいのかもしれません.

2 HACの臨床的意義

1) HACの頻度

　それではHACはどのぐらいの頻度でみられているのでしょうか.

　前述の研究[1]では1つ以上の項目のHACを併発した入院高齢患者は44％であり, 筆者の過去の勤務施設の研究 (名古屋大学老年内科の入院患者を対象とした研究) でも40.5％と高率に認められていました[3]. HACの内訳として, ADL低下やせん妄を発症する割合が高

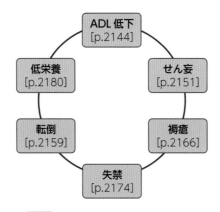

図1 高齢者に多いHACの症候
[　] は本特集での解説ページ.

いですが，複数のHACを併発するケースも少なからず認められていました（前述の研究[1]では入院患者の18％）．

　これらの結果から10名の入院高齢患者の担当をしたと仮定すれば4〜5名の患者でHACが発症し，うち2名は複数の項目のHACが発症するということになります．

2）HACのアウトカム

　では次にHACを併発するとどのような影響が出るのでしょうか．

　これまでの研究からHACを発症すると在院日数（入院期間）が延長し，施設への退院割合が増加（自宅退院ができない）し，死亡率が上昇することが示されており，併発するHACの項目が増えるほどこれらの有害事象は増加すると報告されています[1, 4]．

　具体的な例として，① 入院中にADLや身体機能が低下した結果，入院中に転倒や骨折を併発し自宅退院できなくなるケース，② 入院中に過活動せん妄が発症し，投薬や身体拘束の結果，ベッド臥床時間が延長し失禁や褥瘡を引き起こし，在院日数も延長することなどがあげられます．

> **ここがポイント**
> HACは非常に高率に発症し，かつ予後不良の転帰に関連する．

3 HACの予防

　それではHACを予防するにはどうすればよいのでしょうか．そのためにはまず入院時点での評価が重要となります．なぜなら入院時点での患者情報（認知機能やADLなど）が把握できていないと，HACに気づけないからです．さらに入院時点での評価を行うなかでHACを発症するリスクが高い患者をリストアップ（スクリーニング）することがポイントになります．

1）HAC発症の要因

　HAC発症の要因としては大きく ① 患者要因（年齢，臨床診断，併存疾患）と② 病院要因（病院の場所や種類，ケア内容）に分けられます[5]．両者ともさまざまな転帰と関連しますが，患者要因の方がよりHAC発症にかかわっていると報告されています（表1）．

2）HAC発症の患者要因〜フレイル〜

　HACを呈している患者要因の特徴は「年齢が高く，併存疾患のあるフレイルの高齢者」であることが報告されています．フレイル（Frail）とは「加齢に伴い，外的ストレスに対する脆弱性が亢進した状態」を意味する用語であり，急性期入院高齢者の約40％がフレイルであったとも報告されています[6]．そして急性疾患やストレスにより入院中にフレイルが進行すると退院後の死亡率が上昇するとも報告されています[7]．

　つまり少し極端な発言にはなるかもしれませんが，おそらくフレイルを評価することが

表1 HAC発症の要因

	患者要因 (年齢，診断，併存疾患)	病院要因 (病院の所在地，規模，標準的ケア)
内容	最適なケアにもかかわらず疾患や治療による合併症	最適ではないケアに起因する合併症
在院日数延長への影響	あり	あり
死亡率上昇への影響	あり	あり
医療費増加への影響	あり	あり
入院時に予測可能か	**可能**	不可能
標準的ケアによる影響	なし	あり
指標	患者ニーズにより複雑	医療安全，医療の質
識別方法	臨床監査，院内合併症分類システム	臨床監査，有害事象，警鐘事象

文献5を参考に作成.

表2 介護度とADL，認知機能

	IADL	BADL		認知機能低下
	家事	移動	食事・排泄	
要支援1	見守り・介助	自立	自立	なし
要支援2	見守り・介助	自立	自立	なし
要介護1	介助必要	杖使用	自立	ごく軽度
要介護2	全般介助必要	杖使用	自立	軽度
要介護3	不可	介助必要	排泄介助	中等度
要介護4	不可	介助必要	排泄不可	高度
要介護5	不可	移動不可	排泄・食事不可	高度

BADL：Basic ADL（基本的日常生活動作），IADL：Instrumental ADL（手段的日常生活動作）
文献8 p261より改変して転載.

患者要因の把握につながると考えられます．実臨床でフレイルを予測する第一歩は患者の介護度の確認です．入院高齢患者は介護認定を受けているケースが多く，介護度から入院前のADL（基本的ADL，手段的ADL）や認知機能をある程度逆算的に予測することが可能です（表2）[8]．また居住先を確認することも入院前の生活状況を予測するのに有用になります（例として特別養護老人ホームは原則として要介護3以上が入居要件となっているため，その入居者であることが確認できれば日常生活に介護が必要な状況であることが予測できます）．

フレイル評価法はこれまで多々報告されていますが，多忙な臨床で短時間（1分以内）で実施が可能なもの（かつ日本語版があるもの）としてClinical Frailty Scale（CFS，臨床虚弱尺度）[9]をおすすめしたいと思います（図2）．CFSでは患者の健康状態をもとに臨床判断を行うこととなりますが，一般的にCFS5以上がフレイルとされています．

これらのツールを用いて患者背景を確認することがHAC予防の鍵になると考えます．

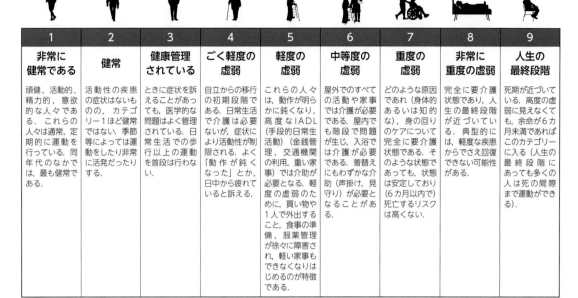

1	2	3	4	5	6	7	8	9
非常に健常である	**健常**	**健康管理されている**	**ごく軽度の虚弱**	**軽度の虚弱**	**中等度の虚弱**	**重度の虚弱**	**非常に重度の虚弱**	**人生の最終段階**
頑健，活動的，精力的，意欲的な人々である．これらの人々は通常，定期的に運動を行っている．同年代のなかでは，最も健常である．	活動性の疾患の症状はないものの，カテゴリー1ほど健常ではない．季節等によっては運動をしたり非常に活発だったりする．	ときに症状を訴えることがあっても，医学的な問題はよく管理されている．日常生活での歩行以上の運動を普段は行わない．	自立からの移行の初期段階である．日常生活で介護は必要ないが，症状により活動性が制限される．よく「動作が鈍くなった」とか，日中から疲れていると訴える．	これらの人々は，動作が明らかに鈍くなり，高度なIADL（手段的日常生活活動）（金銭管理，交通機関の利用，重い家事）では介助が必要となる．軽度の虚弱のために，買い物や1人で外出すること，食事の準備，服薬管理が徐々に障害され，軽い家事もできなくなりはじめるのが特徴である．	屋外でのすべての活動や家事では介護が必要である．屋内でも階段で問題が生じ，入浴では介護が必要である．着替えにもわずかな介助（声掛け，見守り）が必要となることがある．	どのような原因であれ（身体的あるいは知的な），身の回りのケアについて完全に要介護状態である．そのような状態であっても，状態は安定しており（6ヵ月以内で）死亡するリスクは高くない．	完全に要介護状態であり，人生の最終段階が近づいている．典型的には，軽度な疾患からでさえ回復できない可能性がある．	死期が近づいている．高度の虚弱に見えなくても，余命が6カ月未満であればこのカテゴリーに入る（人生の最終段階にあっても多くの人は死の間際まで運動ができる）．

認知症のある人々の虚弱のスコア化

虚弱の程度は，認知症の程度に対応する．

直近の出来事そのものは記憶しているが，出来事の詳細を忘れていること，同じ質問，同じ話を繰り返すこと，社会から引きこもることが軽度の認知症の一般的な症状である．

中等度の認知症では，過去の生活上の出来事をよく記憶しているようにみえるにもかかわらず，短期記憶は非常に低下している．促せば，自分のことはできる．

高度の認知症では，援助なしで自分のことができない．

非常に高度の認知症では，しばしば寝たきりとなる．多くがほとんど発語もなくなる．

Clinical Frailty Scale © 2005–2020 Rockwood, Version 2.0 (JA).
All rights reserved. For permission: www.geri-atricmedicineresearch.ca

Translated with permission to Japanese by the Japan Geriatrics Society, Tokyo, 2021.

Rockwood K et al. A global clinical measure of fitness and frailty in elderly people. CMAJ 2005:173;489–495.

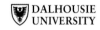
DALHOUSIE UNIVERSITY

図2 臨床虚弱尺度（Clinical Frailty Scale：CFS）
　　　文献9より転載．

 ここがポイント

患者要因の評価のため，入院前の介護度，CFSを確認しよう．

4 HACの介入 ～発症を予防するために～

それではHACに対する介入とはどうすればよいのでしょうか．

せん妄や転倒など各HACに対しての有効な介入法は種々報告されていますが，結論から言ってしまえば，現在のところHAC全体に対する介入法はまだ確立しておらず研究途中にあります．しかしHAC発症にはさまざまな要因が複雑に関連しており複合的な介入が求められることは容易に想像できます．オーストラリアの公立病院で入院中の高齢者に対して病棟単位でHAC予防のプログラム「Eat Walk Engage」を行ったところ，HAC全体の発症率は変わらなかったものの，介入群の方がせん妄発症率が低下したとの報告があります[10]．

この研究での介入法は，病棟に配置された専門職のスタッフが患者にインタビューをしたり食事状況や行動内容を観察したうえで，看護計画の追加や変更に関与したり，福祉用具を準備したり，グループ活動を促したりするものでした．大切なことはこれらの介入は多職種が連携して行われ，定期的に意見交換をしている点です．このような多職種が情報共有，意見交換をするうえで研修医の先生の役割は非常に重要です．なぜなら研修医の先生は患者にとって身近な存在であることが多いため，患者の真のニーズを引き出し，また看護師や理学療法士，栄養士などから情報を収集できる立場にあるからです．できるだけ入院早期より多職種間で情報共有することで適切なマネージメントが行えればHACを未然に防ぎ，患者の利益に貢献することも可能になると思っています．

おわりに

　　HACは入院高齢患者に高率に発生し，予後不良の転帰と関連しています．HACにはさまざまな要因が含まれており，実際のところ介入困難な点も多く，HACの予防法はいまだ研究中の段階です．しかし入院時よりフレイル評価などを行うことで発症リスクを評価し，また多職種介入により個別にアプローチすることで患者さんの利益につながるものと思います．研修医の先生の役割は非常に重要ですので，日々の診療にHAC予防や早期介入という視点をぜひ取り入れてほしいと願っています！

引用文献

1）Mudge AM, et al：Hospital-Associated Complications of Older People：A Proposed Multicomponent Outcome for Acute Care. J Am Geriatr Soc, 67：352-356, 2019（PMID：30423197）

2）AUSTRALIAN COMMISSION on SAFETY and QUALITY in HEALTH CARE：Hospital-acquired complications（HACs）.
https://www.safetyandquality.gov.au/our-work/indicators/hospital-acquired-complications（2023年6月閲覧）

3）Umegaki H, et al：Clinical significance of geriatric conditions in acute hospitalization. Geriatr Gerontol Int, 23：50-53, 2023（PMID：36495022）

4）Boyd CM, et al：Recovery of activities of daily living in older adults after hospitalization for acute medical illness. J Am Geriatr Soc, 56：2171-2179, 2008（PMID：19093915）

5）Duke GJ, et al：Hospital-acquired complications：the relative importance of hospital- and patient-related factors. Med J Aust, 216：242-247, 2022（PMID：34970736）

6）Joosten E, et al：Prevalence of frailty and its ability to predict in hospital delirium, falls, and 6-month mortality in hospitalized older patients. BMC Geriatr, 14：1, 2014（PMID：24393272）

7）Umegaki H, et al：Association between changes in frailty during hospitalization in older adults and 3-month mortality after discharge. Eur Geriatr Med, 13：1403-1406, 2022（PMID：36260280）

8）「高齢者ERレジデントマニュアル」（増井伸高/著），医学書院，2020

9）日本老年医学会：臨床虚弱尺度（Clinical Frailty Scare）
https://www.jpn-geriat-soc.or.jp/tool/pdf/tool_14.pdf

10）Mudge AM, et al：Effect of a Ward-Based Program on Hospital-Associated Complications and Length of Stay for Older Inpatients：The Cluster Randomized CHERISH Trial. JAMA Intern Med, 182：274-282, 2022（PMID：35006265）

Profile

長永真明（Masaaki Nagae）

兵庫県立尼崎総合医療センター ER総合診療科
私はこれまで市中病院，大学病院で多くの尊敬する先生方から総合内科と老年内科をベースに救急や緩和医療などを勉強する機会に恵まれました．現在は熱意のある研修医や後輩の先生方に教わることが多い（教えるより教わることが圧倒的に多い！）ですが，今回の特集のHACのように多面的なアプローチが必要で，答えのない領域に挑戦したいと思っています．

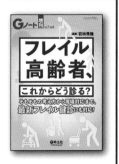

【総論：高齢入院患者への対応の基本】

5Ms：新たな高齢者診療フレームワーク

関口健二

① 5Ms は複雑系の高齢者を前に思考停止しないための包括的診療ツールである

② Matters Most（本人の価値観・ゴール）と Multicomplexity（多疾患併存・複雑な生活状況）を評価して，患者さんの全体像をつかむ

③ 各専門職が同じ目標に向かって協働する interdisciplinary なチーム連携を意識して全職種が「チームとしてかかわった結果」に責任をもつ

④ 治療負担（treatment burden）を意識して，やり過ぎにならないように注意する

はじめに

　前稿〔「高齢入院患者に生じる入院関連合併症（HAC）とは？」（p.2129）〕では，入院した高齢者に起こってほしくないことがなぜいろいろと起きてしまうのか，その患者側の要因である脆弱性について「フレイル」という概念を含めて理解を深めました．本稿では，そのようなフレイルな高齢者（who）に対して，5Ms（what）を用いてどう評価するか（how）について解説します．

　しかし皆さんに一番理解してもらいたいことは，なぜこのような評価をしなければいけないのか，という why の部分です．ここを理解することで，きっとこの 5Ms を使って高齢者を評価し，よりよいケアをめざしたくなること請け合いです．

1 なぜ5Msが高齢者診療の実践に役立つのか？

1）5Msは思考停止しないためのツール

　高齢者といってもいろいろですが，入院を余儀なくされる高齢者の多くは，複数の疾患が併存し，認知機能にも低下があり，当然フレイルで，さらには家族との関係が希薄であったり経済的に厳しい状況であったりと，一筋縄ではいかないケースがほとんどでしょう．そしてそのような高齢者が入院すると，もともとの入院の目的であった疾患（例：誤嚥性肺炎など）はよくなったのに，「排泄に介助が必要になったから退院できません」「入院中にせん妄になって退院できません」「ご飯食べられなくなって退院できません」と，退院できなくなってしまう．

　皆さんも「いったいどうすればよかったんだろう？」「どこから手をつければよいのだろう？」そのように悩まれたことはありますよね？　われわれが日々働く医療の現場は，不確実性の高い悩み多き現場です．怖いのは，慣れとそれに引き続く思考停止「フレイルな高齢者だからしかたないよね」です．

　それらを打開するために，カナダと米国の老年医学の専門家たちによって開発され，2017年に発表されたツールが「5Ms」です[1]．老年医学の専門性を理解しやすく覚えやすい言葉でまとめたもので，シンプルでありながら包括的にアプローチすることができます．フレイルな高齢者によくある問題を包含していますので，他職種とのコミュニケーションツールとしても有用です．5Msの項目には "Multicomplexity（多疾患・生活状況）"，"Mobility（身体機能）"，"Mind（精神・心理的問題）"，"Medications（薬剤）"，"Matters most（本人の価値観・ゴール）" がありますが，各Mについて一つひとつ見ていく前に，5Msというツールの利点と限界をここで理解しておきましょう．

2）部分の総和が全体ではない（5Msの利点と限界）

　自動車を例に考えます．自動車は多くの部品から成り立っていて，それらが正しく組合わせられることで，統合された働きを行うことができます．うまく働かなくなれば，熟練のメカニックにより分解され，故障した部品が同定され，補修され再度組み立てることで，もとの状態に戻すことができます．込み入ってはいますが可逆的（complicated system）です（図1）．

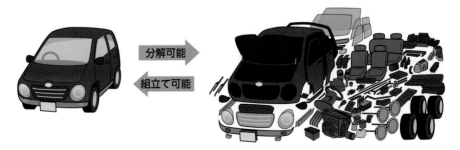

図1 complicated system（込み入っているが可逆的なシステム）の例

それに対して高齢者の状態はどうでしょう．すべての部品が何でできているかわかったとしても，その部品は密接にほかの部品と関係していて，その部品の機能とは異なる新しい全体が形成されています．コップにお湯と水とを注いでできたぬるま湯を，お湯と水とに分けられないようなものです．それら部品間の相互作用に加えて，不可逆的な時間的変化も踏まえなければなりません．こうしたシステムを複雑系（complex system）と呼びますが，高齢者の状態は複雑系そのものです[2]．

5Msはそのような複雑系高齢者の問題の各部分を評価するツールです．だから各部分をとり出せばよいというわけではありません．**各部分は「部分でもあり全体でもある」という二重性をもち，複雑に絡み合うことによって全体がシステムとして安定を保持している**，という意識をもってほしいと思います．

3) 全体とは何か

では「全体」とはなんでしょうか．さきほど「部分でもあり全体でもある」などといってしまった手前，「全体」を定義するのを難しくしてしまっているのですが，われわれの生活のなかでもよく起こる「総論賛成，各論反対」で考えるとわかりやすいと思います．部分を分析して具体策を講じてみたが，全体と部分の間で整合性がとれないために，「全体の方向には賛成だが，具体策には反対」というような状態です．これは，全体か部分かのいずれかが間違っているか，両者をつなぐ道筋が不明確なことによって生じます．

❶「全体」を支える「what Matters most（以降 Matters）：本人の価値観・ゴール」

ここまで考えてきて，「全体」とは，患者さんそのもの，その人らしさ，あるいは患者さんの人生・生きざまみたいなものだとわかるでしょう．そして5Msのなかの"Matters"こそが，患者さんの「全体」を支えます．Mattersには，今患者さんをわずらわせている症状の緩和，というレベルのものも当然含まれますが，その患者さんが今やりたいこと，一番の心配ごと，さらにはその患者さん個人にとって意義のある健康アウトカムやゴールまでをも含みます．それらを本当に理解するためには，**その方のコンテキスト（状況，文脈，背景）の理解が必須**です（表1）[3]．

表1 患者さんのコンテキストとは何か

コンテキスト	理解したい具体的な内容
状況	●Multicomplexity：多疾患併存，ポリファーマシー，フレイル，余命，複雑な医学的・心理的・社会的支援を必要とする状況
文脈	●患者が「病い」としてどう経験しているか（病い体験） ●「健康」を支えているものはなにか（健康生成論） ●ライフサイクル（家族との関係）・ライフヒストリー（生い立ち） ●スピリチュアリティ（価値観，人生の意味）
背景	●近位背景：家族，経済的安定，教育，雇用，趣味，社会的サポート ●遠位背景：コミュニティ，文化，経済，医療制度，社会歴史，地理，メディア，自然環境など

文献3を参考に作成．

　　わたしたちは医学のことなら少しはわかっているかもしれませんが，目の前の患者さんについては全くの無知です．知りえない他者を前に，自分が無知であることを自覚し，コンテキストへの理解を深めつつ，「どうしてこの方は，○○を matters most しているのだろう？」と洞察し続けることで，徐々に全体像が見えてくる（共通の理解基盤を見出すことができる）のです[3]．

❷ 部分でもあり全体でもある「Multicomplexity」（多疾患・生活状況）

　　全体像を見据えながら適切な Matters を見出していくためには，その部分である Multicomplexity の適切な理解が必須です[4]．目の前の患者さんが，どんな疾患を有していて，フレイルがどの程度進行していて，残された余命がどの程度と推測されて，どのような医学的心理的社会的支援を必要としているかを評価することは，Matters を見出すための部分でもありながら，5Ms の各要素を含んだ「今現在の患者さん」全体を説明するものでもあります．

　　図2は UpToDate の記事「高齢者の衰弱」[5] から引用したものですが，Multicomplexity の全体像を要素分解してわかりやすく示しています．複雑系である高齢者を要素分解しても全体とはならないことを踏まえつつも，全体像を捉えるように努めます．全体像が見えなければ望ましい方向へとケアを進めていくことは難しいためです．一方で，ケアを進めるためには，正しく評価された部分部分へ介入していくことしかできません．「総論賛成，各論反対」とならないためにも，全体と部分とを行き来しながら，一つひとつを評価して，患者さん全体への理解を深めつつ，各部分へケア介入をしていくことになるのです．

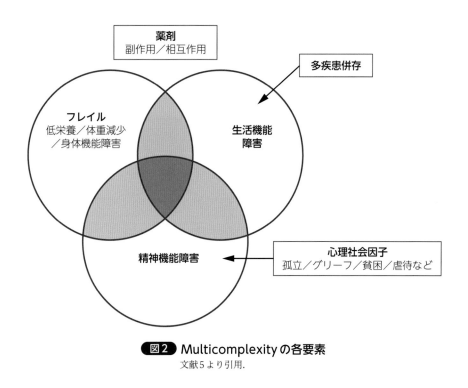

図2 Multicomplexity の各要素
文献5より引用．

2 5Msを日々の臨床に実装する（表2）

　以上をふまえたうえで，5Msの臨床での活用について解説していきます．5Msの項目を表2[6]に示します．

1）誰が5Msで評価するのか？

❶ お決まりの「多職種連携」!?

　では誰がその5Msを評価するのか，ここで出てくるタームは，もう何度も聞いて聞き飽きたであろう「多職種連携」です．ここではもう少しこの多職種連携について理解を深めてみたいと思います．ひとえに多職種連携といっても，いくつかの形があります．多くの方がイメージするのは，私たち医師がチームリーダーとしての任を負いつつ，それぞれの職種が専門的視点に立って個別に評価と介入を行っていくというものだと思います．これをmultidisciplinaryな連携といいます．これは各専門職が個別にかかわることによってそれぞれの領域には責任をもちますが，全体としてのケア目標の共有が不十分なために，チームとしてかかわった結果についての責任をもちません．例えば，誤嚥性肺炎で入院した高齢患者の1週間の抗菌薬治療を終えて，主治医としての介入は終了したと考えて，カルテ内のPlanにただ「退院調整」と書くというようなケースがそれにあたるでしょう．これは本稿のはじめに触れた，慣れとか思考停止にほかなりません．

　目の前の患者さんにとって本当に望ましいケアを進めるためには，「**全体と部分を行き来する**」ことが欠かせません．上記の事例であれば，（部分である）誤嚥性肺炎はとりあえず抗菌薬でよくなったはよいが，このまま元居た環境に退院するということでよいのだろうか，この患者さんの思いを理解しつつ，誤嚥性肺炎の原因となった口腔衛生や食形態，薬剤は最適化されているか，今のADLを踏まえた退院後の安全な日常が保証されているか，そもそも入院中のADL低下を最小限にするためのチームケアがなされていたのか，退院後

表2 高齢者診療の"5Ms"（The Geriatric 5Ms）

Multicomplexity （多疾患・生活状況）	フォーカスすべき 4つのMs	すべての医療スタッフが 考慮すべきポイント
●患者全体を描写するもの．多くの場合，患者は高齢で，進行した疾患を含む複数の疾患が併存し，フレイルであり，複雑な医学的・心理的・社会的支援を必要とする	Mobility （身体機能）	●どの程度動けるか；生活機能 ●不安定な歩行・バランス ●転倒予防
	Mind （精神・心理的問題）	●精神の状態 ●認知症 ●せん妄 ●うつ
	Medications （薬剤）	●ポリファーマシー；減薬 ●最適な処方 ●薬剤副作用と薬剤負荷
	Matters Most （本人の価値観・ゴール）	●患者固有の，その個人にとって意味のある健康アウトカムの目標とケアの嗜好性

文献6より引用．

のケア継続のために家族やケアスタッフへの情報共有はできているかなど，さまざまな視点からアプローチしたいところです．そのために必要な連携がinterdisciplinaryな連携です．interdisciplinaryなチームでは，各専門職が同じ目標（Matters）に向かって協働します[7]．各専門職は互いに意思の疎通を図りながら，他職種の専門性と能力を信頼します．医療資源の限られる地域医療の現場では，ときにそれぞれの専門領域を越えてカバーしあいながら協働すること（transdisciplinary）もあるでしょう．よって特定のリーダーはおらず，その場その場で小さなリーダーシップが発揮されます．そして各職種は，「**チームとしてかかわった結果に責任をもとう！**」という意識に変わっていくのです．

❷ 改めて，誰が5Msを評価するのか？

もう答えはおわかりだと思います．多職種チームで評価を行うのです．ただ気をつけてほしいことは，5Msをすべての患者さんに実践する必要はないということです．医療資源は限られています．まずは5Msで評価介入をしたほうがいい患者さんかどうかを見定めてください．それは**HACハイリスク患者であり，フレイルな患者**です．臨床虚弱尺度〔Clinical Frailty Scale（p.2133，**図2**）参照〕がその層別化に役立つでしょう．

評価するとなれば，まずはケア目標を共有し，各職種がコミュニケーションをとりつつ各部分を評価していきます．すべてを自分で評価しようとせず，わからないことはもちろん，わかっていると思っていることでもぜひ各職種に聞いてみてください．患者さんの5Msに関心をもって他職種に聞いてみること自体が，その患者さんにとっての望ましいケア介入を一歩進めていることにほかなりません．

2) それぞれの "M" を評価し実践する

すでにMattersとMulticomplexityについては解説しました．この2つのMsで全体像を捉えながら，Multicomplexityについてズームインして解像度をあげていくことで，フレイルや多疾患併存，心理社会因子，加えて残り3つのMsが各部分として評価されていきます．

❶ 入院中のMobility（身体機能）は「歩けるか」

2011年のJAMAの論文で，患者のケアに当たっている多くの医療スタッフが，その患者が入院前に歩けていたかどうかを知らないことが少なくないことを指摘しています[8]．入院を余儀なくされる疾患は，患者のフレイル進行を加速させます．われわれが気づかないうちにADLは低下していってしまいます．**Mobilityのキモは「立つ・歩く」**です．入院前のADLを知ることで戻るべきベースラインを知ることができますし，不安定性があることに気づけば，転倒ハイリスク患者として，ケアスタッフへの意識づけと予防的介入をはじめることができます．

そして入院中は，毎日の回診が大切です．ここでお勧めしたいのがユマニチュードです．ユマニチュードを意識した回診を習慣化できれば，あなたの診療は大きく変わりますし，Mobilityも経時的に評価できます．

> **Memo：ユマニチュードを意識してみよう**
> 　もしあなたが「自分が正しいと思っている回診」と「自分が実際に行っている回診」のギャップに悩んでいたとすれば，それを一致させるための技術としてユマニチュードがあります．日々の回診を，「見る」「話す」「触れる」「立つ」の「4つの柱」をケアの技術として用いながら，1回の回診を1つの物語のように「5つのステップ」の一連の手順で実施します．いずれのステップも，4つの柱を複数組合わせながら進めます．ユマニチュードによって自分の回診を変えることで，患者さんが変わることを実感できるでしょう．詳細は日本ユマニチュード学会HP（https://jhuma.org/）をご参照ください．

❷ 入院中のMind（精神・心理的問題）は「せん妄」

　入院中の最大の敵はせん妄です．わたしたちはせん妄を生じさせないためにケアをしているといっても過言ではありません．そしてせん妄発症の最も高いリスク因子は認知症です[9]．入院時には認知症の有無，認知症があればその進行度をぜひ評価したいところです．入院時は急性疾患により認知機能がいつもより低下していることが多いので，認知機能検査よりも，入院前のADLを知ることでfunctional assessment staging（FAST分類）から認知症の進行度を推定します．そして5Msの各要素から介入可能なものに対してinterdisciplinaryな介入を行っていきます．ここでもユマニチュード手法を用いた回診が威力を発揮します．

❸ 入院中のMedications（薬剤）は「調整のチャンス」

　オーストラリアからの研究では，薬剤に関連した入院は全入院の2〜4％に留まるものの，ERから入院した高齢者に限定すると15〜38％と著増しています[10]．**入院時は薬剤による有害事象の可能性を常に念頭におく必要があります**．ハイリスク薬はないか，処方カスケードがないか，薬剤どうしの相互作用がないか，用量に関連した有害事象ではないか，いずれも薬剤師との協働が大切です．忙しくて自分で調べられなくても，担当薬剤師に聞いてみることで，interdisciplinaryな土壌が醸成され，ケアを一歩前へ進めることになります．

　入院は薬剤整理ができるチャンスでもあります．今までのアドヒアランスの確認ができるのみならず，フレイルな高齢者の多くが陥っているポリファーマシーについても，必要性の低い薬剤（減薬の可能性）はないか，用量は適切か，服薬スケジュールの簡素化ができないか，さらには必要な処方がされているかどうかについて，新しい目で評価することができます．そしてそれを薬剤師と協働して取り組むことで，複数の視点から調整ができます．

■ おわりに 〜やり過ぎ注意！（治療負担という考え方）

　さあ皆さん，5Msを使う準備はできましたでしょうか！フレイルな高齢者だからこそ，5Msのフレームワークを用いて包括的に介入してみようと思われましたでしょうか！これ

からの各論では症例を用いて5Msをどう実装していくのかを学びます．

　しかし最後に注意喚起をさせてください．併存する疾患が多ければ多いほど，薬剤が多ければ多いほど，認知機能や生活機能が低下していればいるほど，心理社会面が障害されていればいるほど，5Msから導かれる介入は増えていきます．それは治療負担（treatment burden）として，患者さんや家族への負担となることが知られています[11]．われわれの目標は完全なケアプランを立てて実践することではありません．**目の前の患者さんの全体をできる限り理解して，その患者さんがいい感じに暮らせるためのサポートをするのが目標**です．そしてその目標は，願わくは患者さんやその家族と同じであってほしいと思います．

■ 引用文献

1）Tinetti M, et al：The Geriatrics 5M's：A New Way of Communicating What We Do. J Am Geriatr Soc, 65：2115, 2017（PMID：28586122）
　↑どうして「5Ms」が誕生したのかその経緯を知ることで，より納得しながら使うことができます．加えて米国老年医学会などが提唱したオリジナルの5Ms（引用文献6など）も参照にしつつ読み進めてみてください．

2）Nowak A & Hubbard RE：Falls and frailty：lessons from complex systems. J R Soc Med, 102：98-102, 2009（PMID：19297650）

3）「Patient-centered Medicine：Transforming The Clinical Method, 2nd ed.」（Stewart M, et al, eds），Radcliffe Medical Press, 2003
　↑実はこの引用文献を筆者は全部読んでいるわけではなく，McWhinney先生ら著の「家庭医療学」（葛西龍樹，草場鉄周／訳，ぱーそん書房，2013）からの孫引きです．5Msをツールとして診療に役立てるためには，この家庭医療学の理解が欠かせません．

4）Etz R, et al：Simple Rules That Guide Generalist and Specialist Care. Fam Med, 53：697-700, 2021（PMID：34587265）

5）Agarwal K, et al：Failure to thrive in older adults：Evaluation. UpToDate, 2021（2023年7月閲覧）

6）HealthinAging.org：Tip Sheet：The 5Ms Of Geriatrics. https://www.healthinaging.org/tools-and-tips/tip-sheet-5ms-geriatrics（2023年7月閲覧）

7）Counsell SR, et al：Effects of a multicomponent intervention on functional outcomes and process of care in hospitalized older patients：a randomized controlled trial of Acute Care for Elders（ACE）in a community hospital. J Am Geriatr Soc, 48：1572-1581, 2000（PMID：11129745）

8）Covinsky KE, et al：Hospitalization-associated disability："She was probably able to ambulate, but I'm not sure". JAMA, 306：1782-1793, 2011（PMID：22028354）

9）Elie M, et al：Delirium risk factors in elderly hospitalized patients. J Gen Intern Med, 13：204-212, 1998（PMID：9541379）

10）Lim R, et al：The Extent of Medication-Related Hospital Admissions in Australia：A Review from 1988 to 2021. Drug Saf, 45：249-257, 2022（PMID：35089582）

11）Rosbach M & Andersen JS：Patient-experienced burden of treatment in patients with multimorbidity – A systematic review of qualitative data. PLoS One, 12：e0179916, 2017（PMID：28644877）
　↑文章だけではなかなか理解が難しいこの治療負担ですが，筆者も参加させてもらっている「マルモカンファレンス」（南砺市民病院 大浦誠先生主催）に参加することで多疾患併存や治療負担についての理解を深めることができるでしょう．現在オープン参加で定期web開催されています．

Profile

関口健二（Kenji Sekiguchi）
信州大学医学部附属病院 総合診療科
診療の拠点は199床の市立大町総合病院，教育の拠点は信州大学．この2つの現場を行き来しながら，診療と教育全体の理解を深めています．一緒に行き来したい方，ご連絡お待ちしております！

【各論：入院中に生じる高齢患者の症候への対応】

入院中に生じた ADL 低下

林　恒存

① 高齢入院患者に生じる ADL 低下は，まず避けられないことを前提に備える

② 入院前の ADL 把握，そして入院時主病名の ADL への影響評価からまず行う

③ 退院時点で到達が予想される ADL を早期に推定し，それに基づいた最適な退院先
の検討と準備を行いながら，ADL 低下リスクの最小限化に役立つ実施可能なこと
を日々着実に実践する

はじめに

　　ADL は，看護・介護・福祉・リハビリテーション領域の多職種で日常的に扱われる項目
ということもあり，日常診療において多くの医師はさほど注目しない要素かもしれません．
しかし老年医学領域では，ADL はバイタルサインと同程度に，医学的判断の際に不可欠な
要素といっても過言ではありません．実際に ADL の変化が高齢患者の医学的な予後と密接
に関連することを示した研究が多数報告されています[1, 2]．

　　ひとくちに高齢者といっても年齢を感じさせないほどの健康体の方からフレイルの方ま
でベースラインの ADL はさまざまですが，一般的には高齢者が何らかの急病で入院が必要
と判断された時点で，普段より ADL は低下していると考えて必要な対応を行うのが賢明で
す．さらに高齢者の約 3 割が入院中にさらに ADL 低下をきたすと報告されており[3]，「入
院」が高齢者の健康維持にとって大きな影響を及ぼす一大イベントであることをわれわれ
は再認識する必要があると思います．入院中の ADL 低下に関連性の高い因子を解析したシ
ステマティックレビューを参考までに紹介しておきます（表1）[4, 5]．

表1 入院中の ADL 低下と関連性の高い因子類

リスク因子	オッズ比（リスク）
施設入居者	2.42 倍
IADL の障害	2.08 倍
転倒の既往	1.71 倍
認知症の診断	1.83 倍
せん妄	2.34 倍
栄養障害	1.76 倍
褥瘡の存在	3.3 倍
介助歩行の必要性	複数の多変量解析で
低 BMI	有意な関連あり
歩行時不安定感の自覚[5]	1.7 ～ 2.6 倍

文献 4，5 を参考に作成.

研修医の担当症例

　有料老人ホーム在住の 95 歳男性．慢性閉塞性肺疾患（COPD），糖尿病，睡眠障害，便秘症，夜間頻尿あり，癒着性腸閉塞による入院既往歴がある．ADL は入浴介助が必要なこと以外では自立．半年前から労作時息切れや易疲労感が強く，自室ベッド周囲で過ごすようになり，起立歩行が不安定．また排便時のいきみで息切れあり．要介護 1，体重 49 kg ← 55 kg（1 年前）.
内服薬：テリルジー エリプタ 1 日 1 回 1 吸入，酸化マグネシウム錠 330 mg 1 回 1 錠 1 日 2 回（朝夕食後），レンボレキサント（デエビゴ®）2.5 mg 1 回 1 錠 1 日 1 回（眠前）
現病歴：入院 1 週間前から感冒症状出現，その後湿性咳嗽と呼吸困難感が増強し，4 日前から排便なく上腹部痛と嘔気を併発，38.5 ℃の発熱とともに SpO_2 が 90 ％を下回ったため救急外来を受診．急性肺炎，COPD 急性増悪，腸閉塞，脱水症の診断で入院した．
治療方針：絶飲食，補液，イレウス管留置，抗菌薬・ステロイド点滴，酸素吸入，気管支拡張薬ネブライザー

1　入院前の ADL を確認し，入院時点の ADL との変化を見極める

　本稿の主題である「入院中」に生じた ADL 低下を検証する前に，まずは入院前の ADL の把握から開始します．

1）入院前 ADL の確認方法

　「ADL 確認くらい医者でなくてもできる」などと思うかもしれません．しかし，誰から，どのように訊ねるかによって，その精度と情報量に意外と差が出ます．まずは BADL（Basic ADL）を正確に把握しましょう（表2）[3, 6].
　一般的には患者本人に確認するのが最も正確ですが，認知症や難聴の高齢患者などでは精度に疑念が残ります．また急病で具合が悪いときにこと細かく ADL を確認するのも酷で

表2 ADL の分類

Basic ADL（BADL）：基本的日常生活動作	
移乗・歩行	**A**mbulation
入浴	**B**athing
排泄※	**C**ontinence
更衣	**D**ressing
食事	**E**ating

Instrumental ADL（IADL）：手段的日常生活動作	
買い物	**S**hopping
家事	**H**ousekeeping
金銭管理	**A**ccounting
炊事	**F**ood preparation
交通機関利用	**T**ransportation
電話	**T**elephone
服薬管理	**T**aking medicine

※排泄についてのADLでは，コントロール能力（尿便失禁の有無）と排泄動作能力（トイレでの着衣を含む排泄に必要な動作）は別の技能であり，正確には区別して評価が必要.
「排泄：部分介助」といった記載では，排泄のどの動作に介助が必要であるかが不明確.
文献6，7を参考に作成.

それぞれ頭文字をとって，BADLは"ABCDE"，IADLは"SHAFTTT"で覚えるとよい.

す．1つのコツとしては，**複数の手段で情報を確認**することです．具体的には直近の入院・外来記録，看護サマリー，紹介状などあれば，そこから読みとれるADLを事前に把握しておき，患者の診療時に本人，家族または主たる介護者と日頃のADLを照合するのがスムーズです．

 ここがポイント

　　入浴・排泄自立の方は，ほかのBADLも自立が多い．またIADLの自立には認知機能の程度が反映される．

 ここがピットフォール

　　カルテ記録や症例提示などで「ADL：フリー」といった表現が散見されるが「フリー」は正確ではない．自立，部分自立，部分介助，全介助といった記載がより適切である．

2）入院時点でのADL確認

　　可能な限りあなた自身の観察による確認を心がけましょう．救急外来に来院した手段や歩容から現在の移動能力はおよそ把握できます．そのほか，食事，排泄，整容・更衣の技能については，入院日当日の様子を自ら確認するか，病棟看護師やリハビリテーションスタッフなどから情報を得てもよいと思います．そしてベースラインADLとの変化を，入院当日の現病歴あるいは入院時サマリーに必ず記載しておくようにしましょう．

 ここがポイント

　　同居家族や施設の介護スタッフが引率で来院していたら，その方々が日頃とのADLの違いを最も正確に教えてくれる．帰る前に必ず声かけしよう！！

表3 冒頭の症例で ADL 低下に影響すると考えられる病状・治療・処置・管理項目

- 低酸素血症による運動耐容量低下
- 高二酸化炭素血症による傾眠
- 腸閉塞による腹痛，嘔吐
- 反復性の咳嗽，排痰に関連するカロリー消費
- 絶食管理中の低栄養，廃用症候群
- 持続点滴・NIPPV・酸素カニュラ
- 尿道カテーテル留置
- ステロイドによる耐糖能悪化，せん妄，不眠
- 抗菌薬による下痢

NIPPV：non-invasive positive pressureventilation（非侵襲的陽圧換気療法）

表4 入院患者で医原性の ADL 低下につながる上位4因子

| 過度なベッド上安静 |
| リハビリ介入の欠如，遅延 |
| オムツの過剰な使用 |
| 尿道カテーテル管理 |

文献9を参考に作成.

2 入院の原因となった疾患が ADL 変化に及ぼす要素を吟味

次に，入院の理由となった主疾患がもたらすADLへの影響を検証しますが，大きく以下の2つに分けて検討するとわかりやすくなります.

① 疾患自体の ADL への影響
② 疾患に対する治療や処置がもたらす ADL への影響

疾患自体が及ぼす影響は，病態生理や症状からある程度予測できると思います．それに加えて投薬，処置，モニタリングなど，本来は病状を好転させるための介入が，逆に病状，ADL，予後に不利益をもたらすことがあり，特に高齢患者でその影響を受けやすいことが示されています[8]．個々の介入事項のADLへの影響を推察し，それを最小限にすることが長期予後の改善に役立ちます（表3，4）.

3 ADL 低下を最小限にとどめるための方策

前項までの評価をふまえて，ADL低下を最小限にとどめる方策について考えてみましょう.

1）病状，症状の適切なコントロール

当然ながら体調不良の長期化は，入院中ADL低下の大きな要因です．短期間で病状を改善させるためには正確な診断と適切な治療という医師としての臨床能力がカギとなります．そしてもう1つ大事なことは，苦痛の低減です．疾患に関連する痛み，呼吸苦，高熱，脱水，不眠などの疲弊要因をすみやかにコントロールすることも忘れないようにしましょう.

2）身体制限事項，侵襲・拘束必要性を小まめに見直し，早期にとり除く

　　安静度，モニタリング器材，留置カテーテル，点滴ルート，食事・飲水，酸素指示など，ADLを制限する要素を1つでも減らせるように，日々見直しを心がけましょう．

3）せん妄を最小限にする

　　せん妄は入院中のADL低下の大きな要素です．せん妄の準備因子，直接因子，促進因子のコントロールは，ADLの悪化防止，合併症の予防，早期退院の実現，予後の改善に大いに役立ちます〔詳細は「入院中に生じたせん妄」（p.2151）参照〕．

4）入院後早期からのリハビリテーション介入

　　治療期間やフレイルの有無などによる効果の差はありますが，高齢入院患者に対し，短期間の複数要素を組合わせてリハビリテーションを入院中に実施した場合の，入院期間におけるADL低下の予防効果が複数のランダム化比較試験（RCT）や追跡研究で示されています[10]．

5）ADL低下の回復予測とリスク因子をもとに，最適な退院先を早期に検討

　　高齢患者では，入院を契機に低下したADLを退院までの短期間で回復するのは難しいです．特にフレイルなどでベースラインのADLが低く，回復力に乏しい高齢者ではそれがより顕著となります（図）[11]．入院前の居住環境では療養が難しいADLまで低下した場合に，退院先が決まらず入院が長期化するケースを多くの医師が経験していると思います．

　　この問題の解決策の1つは，早い段階でMSW（医療ソーシャルワーカー）と話すことです．MSWはその情報をもとに，以下の観点から退院支援業務を進めると思います．

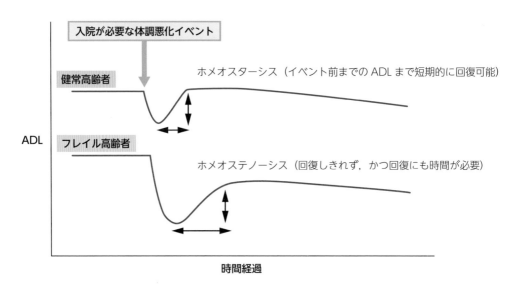

■図 入院前の予備能の違い（フレイルの有無）によってADLの回復度に差が生じる
文献11を参考に作成．

① ADL の回復・向上を目的とした転院先の選定
② 入院前の居宅への退院を想定した場合，退院時 ADL 支援に必要な福祉用具，介護サービス，事務手続き等についてケアマネジャー・家族・かかりつけ医・施設スタッフ・在宅チームなどとの情報交換

 ここがポイント

　退院に必要な情報を多職種と共有しながら，退院支援に主体的にかかわることも，高齢患者を担当する主治医に必要なスキルの1つ！

4 5Ms アクション

　　冒頭の症例に対する評価，介入について 5Ms アクションに記載してみましょう（**表5**）．

表5 症例（ADL 低下）の 5Ms アクション

Multicomplexity (多疾患・生活状況)	フォーカスすべき 4 つの Ms	すべての医療スタッフが 考慮すべきポイント
●各慢性疾患のコントロール状況 ●在住施設での生活支援体制 ●在住施設へ退院の可否につき ADL の観点から検証 ●入院治療期間の推定	Mobility (身体機能)	●入院時の ADL 評価 ●移動，歩行機能の呼吸状態への影響度 ●絶飲食による体力低下，下肢筋力への影響度 ●離床の妨げとなるデバイス類の最小限化 ●早期リハビリテーション，食事再開，安静度解除
	Mind (精神・心理的問題)	●睡眠状況，薬剤による気分障害，せん妄 ●せん妄予防の環境・薬剤調整
	Medications (薬剤)	●せん妄誘発に寄与する薬剤 ●排泄に関連する薬剤 ●転倒リスクに影響する薬剤 ●短期使用または中止の可能性模索
	Matters Most (本人の価値観・ゴール)	●退院までの治療ケアゴール ●呼吸苦などの苦痛軽減

症例のその後

　下記のように多職種と協働して退院準備を進めた．施設への退院後は，在宅チームへ引き継ぎ，サービス担当者会議において，低下した ADL の早期回復に役立つ介入を検討予定である．
入院時点での ADL：移乗・歩行，更衣，排泄動作：部分介助（労作時呼吸苦のため）
病棟看護師と連携：SpO$_2$ は間欠測定，日中のみ輸液，病室環境調整，抗せん妄薬の頓用，夜間ポータブルトイレ，日中トイレ誘導の安静度指示，日々の指示内容の見直しと変更
消化器内科医と連携：イレウス改善後すみやかにチューブ抜去
リハビリスタッフ，栄養士と連携：嚥下機能評価と嚥下訓練，食事形態変更，早期離床，立位・歩行，トイレ使用のための理学療法，作業療法
指導医と連携：抗菌薬，ステロイドを早期に経口薬へ変更

MSW，施設，在宅チームと連携：早期の退院調整．退院時点でのADL変化の共有，退院後リハビリテーション計画，介護サービスの追加プラン策定，退院前カンファレンス開催

退院までの治療・ケアのゴール：自力歩行・移乗可能，早期イレウス管抜去と食事再開，排泄コントロール

症状コントロール：酸素吸入，解熱鎮痛薬・腹痛時鎮痛薬・睡眠導入剤の頓用

おわりに

　入院による高齢患者のADL低下は，単に自力で日常生活する能力が低下するだけではなく，予後や生活の質に大きく影響します．高齢入院患者のADL低下は完全に防ぐことはできませんが，低下に影響する因子を1つでも少なくするための小さなアクションを退院当日まで継続してみてください．きっと何か変わってくると思います．

引用文献

1）Boyd CM, et al：Recovery of activities of daily living in older adults after hospitalization for acute medical illness. J Am Geriatr Soc, 56：2171-2179, 2008 (PMID：19093915)

2）Covinsky KE, et al：Loss of independence in activities of daily living in older adults hospitalized with medical illnesses: increased vulnerability with age. J Am Geriatr Soc, 51：451-458, 2003 (PMID：12657063)

3）Loyd C, et al：Prevalence of Hospital-Associated Disability in Older Adults: A Meta-analysis. J Am Med Dir Assoc, 21：455-461.e5, 2020 (PMID：31734122)

4）Geyskens L, et al：Patient-related risk factors for in-hospital functional decline in older adults: A systematic review and meta-analysis. Age Ageing, 51：afac007, 2022 (PMID：35165688)

5）Lindenberger EC, et al：Unsteadiness reported by older hospitalized patients predicts functional decline. J Am Geriatr Soc, 51：621-626, 2003 (PMID：12752836)

6）KATZ S, et al：Studies of Illness in the Aged. The Index of ADL: A Standardized Measure of Biological and Psychosocial Function. JAMA, 185：914-919, 1963 (PMID：14044222)

7）Lawton MP & Brody EM：Assessment of older people: self-maintaining and instrumental activities of daily living. Gerontologist, 9：179-186, 1969 (PMID：5349366)

8）Thomas EJ & Brennan TA：Incidence and types of preventable adverse events in elderly patients: population based review of medical records. BMJ, 320：741-744, 2000 (PMID：10720355)

9）Preventable iatrogenic disability in elderly patients during hospitalisation. Nurs Older People, 29：13, 2017 (PMID：28560914)

10）Martínez-Velilla N, et al：Effect of an Exercise Intervention on Functional Decline in Very Old Patients During Acute Hospitalizations: Results of a Multicenter, Randomized Clinical Trial. JAMA Intern Med, 182：345-347, 2022 (PMID：35040873)

11）Clegg A, et al：Frailty in elderly people. Lancet, 381：752-762, 2013 (PMID：23395245)

Profile

林　恒存（Tsuneari Hayashi）

公益財団法人慈愛会 かごしまオハナクリニック
10年間の急性期病院外来，病棟管理実践を経て，高齢者をもっとしっかりみる必要性を痛感．卒後13年目から米国で家庭医研修医・老年専門医研修の修行を経て，帰国後は地元の高齢患者のケアの質向上に奮闘中．高齢者診療は，あたかも骨董品を大切に扱い，保護してその価値をさらに高めるようなものかなと最近考えるようになりました．

【各論：入院中に生じる高齢患者の症候への対応】

入院中に生じたせん妄

田森雄人，渡邊一久

① せん妄は急性に発症し，症状が変動する注意障害・意識障害・認知障害である

② せん妄は背景となる急性疾患を見逃さないことが重要である

③ せん妄の根本的治療は非薬物療法である

④ 抗精神病薬は基礎疾患と副作用に注意して使用する

はじめに

　　　超高齢社会の日本において，せん妄患者を診察することは珍しいことではないでしょう．高齢者の14〜24％が入院時にすでにせん妄を有しており，6〜56％が入院中にせん妄を発症するという報告[1] があります．また1年死亡率は35〜40％におよびます[1]．一方で，61％のせん妄が担当医師や看護師によって見過ごされていたという報告[2] もあります．

　　せん妄を専門とする医師，看護師，薬剤師などからなる多職種チームによる診療の重要性も指摘されてきています．本稿では，せん妄の診断・原因・治療を通じて，せん妄に対する基本的な考え方を概説します．

研修医の担当症例

　　88歳女性．

既往・併存症：進行胃癌，大腸腺腫，僧帽弁閉鎖不全症，高血圧，脂質異常症，骨粗鬆症

内服歴：シルニジピン5 mg/日，フロセミド20 mg/日，スピロノラクトン12.5 mg/日，ラベプラゾール10 mg/日，クエン酸第一鉄50 mg/日，酸化マグネシウム330 mg/日，エスゾピクロン1 mg/日

現病歴：入院前はBasic ADLは自立し，シルバーカーを利用して1人で外出もしていた．家族と同居．

咳嗽，発熱を主訴に救急外来を受診し，誤嚥性肺炎の診断で，酸素投与，点滴による抗菌薬の治療のために入院となった．入院時に行ったMMSE（mini-mental state examination）では14/30点と認知機能低下を認めた．入院3日目の昼過ぎより，酸素を勝手に外し，落ち着かない様子で病棟内を歩き回り，帰宅願望を訴えるようになった．「犯人に追われている．あんたも仲間か？」などの発言もみられた．現在どこにいるかわからなくなっていた．

1 せん妄の診断

1）せん妄とは？

　　せん妄の診断基準を表1，2に示します[3, 4]．要約すると「数時間〜数日で出現し，症状の変動を特徴とする注意障害・意識障害・認知障害で，身体疾患や薬などの原因があるもの」となるでしょうか．注意障害とは，注意が散漫し1つのことに集中できない状態を指します．注意障害を客観的に簡便に評価する方法として，数字の順唱，逆唱試験（digit span test）があります．せん妄で具体的にみられる症状としては，睡眠覚醒リズム障害と注意障害が97%とほぼ全例で，長期および短期記憶障害が89%，視空間認知障害が87%とそれに続き，幻覚，妄想がみられるのはそれぞれ50%，31%に留まります[5]．

表1 せん妄の診断基準（DSM-5-TR）

A. 環境の認識の減少が伴った注意の障害（すなわち，注意を方向づけ，集中，維持，転換する能力の低下）．
B. その障害は短期間の間に出現し（通常数時間〜数日），もととなる注意および意識水準からの変化を示し，さらに1日の経過中で重症度が変動する傾向がある．
C. さらに認知の障害を伴う（例：記憶欠損，失見当識，言語，視空間認知，知覚）．
D. 基準AおよびCに示す障害は，ほかの既存の，確定した，または進行中の神経認知障害ではうまく説明されないし，昏睡のような覚醒水準の著しい低下という状況下で起こるものではない．
E. 病歴，身体診察，臨床検査所見から，その障害がほかの医学的疾患，物質中毒または離脱（すなわち，乱用薬物や医療品によるもの），または毒物への曝露，または複数の病因による直接的な生理学的結果により引き起こされたという証拠がある．
上記A〜Eのすべてを満たすときせん妄と診断する

「DSM-5-TR精神疾患の診断・統計マニュアル」（日本精神神経学会／日本語版用語監修，髙橋三郎，大野裕／監訳），p653，医学書院，2023より転載．

表2 せん妄の診断基準（CAM：Confusion Assessment Methods）[4]

1. 急性の発症と症状の変動
2. 注意力の欠如（ほかのことに気をとられる，人の話を理解できない）
3. まとまりのない思考
4. 意識レベルの変化（低下だけでなく過度に敏感な状態＝過覚醒も異常と捉える）
1，2は必須．3，4のうち1つを満たせば診断

表3 認知症とせん妄の違い

	せん妄	認知症
発症様式	急性（数時間～数日）	進行性（数カ月～数年）
経過	一過性	永続的
症状の変動	あり	顕著ではない※
急性疾患の関与	関与する	関与は少ない

※レビー小体型認知症では症状の変動がしばしばみられる.

2）せん妄なのか？ 認知症なのか？

　見当識障害や記銘力障害，興奮・妄想といった症状をみたときに，せん妄なのか認知症および認知症の行動・心理症状（behavioral and psychological symptoms：BPSD）なのか判断が難しいことがあります. せん妄と認知症の違いを表3に記載しました. ほかにも，せん妄の既往があったり，睡眠覚醒障害があったりする場合はよりせん妄を積極的に考えるべきでしょう. また，後述のように認知症はせん妄の準備因子であり，せん妄は認知機能の低下をもたらすため，両者は互いに影響を及ぼしあっており，両者が合併することは珍しくありません. したがって，認知症の既往があるからというだけで認知症やBPSDの症状と決めつけてはいけません. **せん妄の可能性を疑うことは，隠れている急性疾患に探りを入れる意味でも重要です.**

 ここがポイント
　せん妄は背景となる急性疾患を見逃さないことが重要！

3）せん妄の3つの類型

　せん妄は臨床像から過活動型，低活動型，混合型の3つの類型に分類されます. 過活動型せん妄は情動障害や焦燥などの精神症状やそれに基づく行動異常など活動性亢進が顕著なタイプです. 低活動型せん妄は反応性が乏しく活動低下が目立つタイプで，うつ病や認知症と誤診されることがあります. 混合型せん妄は過活動型と低活動型の2つの特徴が混在するタイプで，昼間は活動性低下，夜間に興奮症状を呈する場合などがこの型に分類されます. 過活動型と比較して低活動型は気づかれにくく予後が悪いため注意が必要です. 次項にあげるようなせん妄リスクをもった患者では，積極的に疑って介入していくことが重要です.

2 せん妄の治療

1）せん妄を引き起こす3つの柱

　せん妄の治療を考えるうえで，せん妄発症に寄与する準備因子，直接因子，促進因子の3つの因子を理解しておくとよいでしょう（図1）. 認知症や加齢などによる脳の器質的な

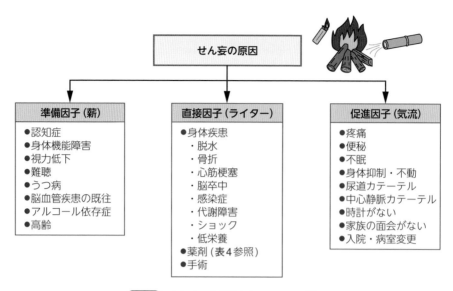

図1 せん妄の原因となる3つの因子

表4 せん妄をきたす薬剤

NSAIDs	抗パーキンソン病薬
オピオイド	**ヒスタミンH₂受容体拮抗薬**
抗菌薬・抗ウイルス薬	制吐薬
ステロイド	鎮痙薬
抗コリン薬	抗てんかん薬
抗不整脈薬	抗うつ薬（三環系・SSRI）
利尿薬	バルビツレート系薬
ジゴキシン	**ベンゾジアゼピン系薬**
β遮断薬	コリンエステラーゼ阻害薬

文献6をもとに作成.
太字は特に遭遇する頻度が多いと思われる薬剤.

変化をベースとして，直接因子にあげたような急性期疾患をきっかけとして発症し，不眠や痛みなどの症状や入院などの環境変化，身体抑制などによって促進されます．焚き火に例えるなら，準備因子が燃料となる薪，直接因子が火そのものを発生させるライターで，促進因子が火床に流れる空気の流れ，といったところでしょうか.

2）非薬物的治療・予防

せん妄の予防および根本的な治療は非薬物治療です．非薬物治療とは1）にあげた因子をとり除いていくことです．具体的な介入内容を表5に示します.

このような非薬物的介入により，せん妄の発症を53％低下させたという報告[7]がありま

表5 せん妄発症因子とその介入

準備因子	認知機能障害	見当識がつくような会話（リアリティーオリエンテーション）（例：「今日は術後○日目ですね」「日が長くなりましたね」等），時計やカレンダーの設置 窓側の部屋への移動（不眠に対しても有用）
	視覚・聴覚障害	眼鏡，拡大鏡，わかりやすいナースコール，使い慣れた補聴器，耳垢の除去
直接因子	脱水	飲水励行，補液
	薬剤	種類，錠数の両方が適切かを検討
促進因子	疼痛	疼痛の評価，適切な疼痛コントロール
	便秘	排便コントロール
	不眠	夜間の点滴などの処置の見直し，騒音の低減
	不動, デバイス	リハビリテーション，デバイスの必要性を毎日検討
	その他	家族との面会を設定する，不要な病室変更を避ける

表6 せん妄リスク患者で使いやすい不眠治療薬

	開始用量	説明
スボレキサント（ベルソムラ®）	65歳未満20 mg	オレキシン受容体拮抗薬. CYP3A代謝のため併用禁忌薬がある
	65歳以上15 mg	
レンボレキサント（デエビゴ®）	2.5〜5 mg	スボレキサントに次ぐオレキシン受容体拮抗薬. CYP3A代謝のため併用時慎重投与薬がある
トラゾドン（レスリン®，デジレル®）	25 mg	分類上は抗うつ薬. 半減期が短く，頓用として使いやすい. 副作用のQT延長に注意

す. 不眠に対し睡眠薬を処方する際に注意が必要なのは，ベンゾジアゼピン系の薬剤はせん妄の原因となることです（表4参照）. 表6に示すような薬剤を使用するとよいでしょう.

 ここがポイント

> せん妄治療の基本は非薬物療法！

3）薬物療法

❶ 薬物療法を使う場面

　先述の通り，せん妄に対する根本的な治療は非薬物療法であり，薬物療法は対症療法に過ぎません. しかしながら突然の不穏・興奮症状により，非薬物療法でコントロール困難で，必須の治療に支障がでる場合や自傷他害の可能性がある場合などはやむなく薬物治療を考慮します. 図2に不穏時指示として使用される主な抗精神病薬の作用時間を示します. 夜間のみなど短時間の不穏であれば短時間作用型のペロスピロンやクエチアピンを使用し，昼夜問わず不穏症状を認めるような例では作用時間の長いオランザピンやアリピプラゾー

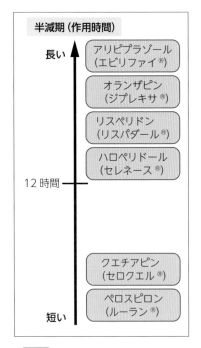

図2 各抗精神病薬の作用時間

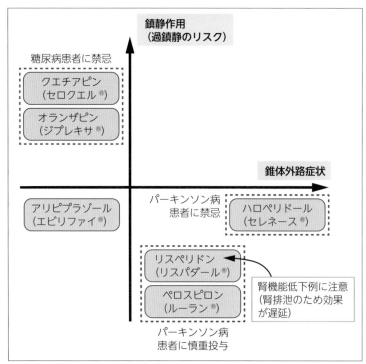

図3 各抗精神病薬の副作用および注意点

ルを使用していくことになります．図3に各抗精神病薬の副作用および使用上の注意点を示します．副作用として錐体外路症状や過鎮静・傾眠，食欲亢進・血糖悪化をきたすものがあり，各薬剤の特性に注意して使い分けを行っていきます．

> 🏃 **ここがピットフォール**
> ....
> 抗精神病薬使用時は腎機能，パーキンソン病および糖尿病の既往に注意！

❷ 薬物療法の止めどき

　非薬物療法によりせん妄の誘因がとり除かれ，せん妄症状が改善した場合は，抗精神病薬はすみやかに終了しましょう．また効果よりも副作用が目立つ場合も減量や中止を検討します．退院の目処がついた場合も，入院という1つの促進因子がとり除かれることになるので，減量や中止を検討してもよいでしょう．

3 5Ms アクション

　以上の解説をふまえ，冒頭の症例に対する評価，介入について 5Ms アクションに沿って考えてみましょう（表7）．

表7 症例（せん妄）の5Msアクション

Multicomplexity (多疾患・生活状況)	フォーカスすべき 4つのMs	すべての医療スタッフが 考慮すべきポイント
●入院の原因となっている誤嚥性肺炎の治療 ●家族に面会をお願いする ●疼痛や脱水評価 ●排便状況を看護師に確認	Mobility (身体機能)	●持続点滴の必要性評価 ●リハビリテーション介入
	Mind (精神・心理的問題)	●せん妄診断，誘因評価 ●せん妄非薬物療法 ●興奮・不穏に対する薬物療法検討
	Medications (薬剤)	●薬剤師と協働してせん妄の原因となる薬剤を使用していないか検討
	Matters Most (本人の価値観・ゴール)	●退院までのゴール設定

症例のその後

　急性発症の注意障害・意識障害・認知障害を認め，肺炎を契機とした過活動せん妄の状態と診断した．便秘や疼痛は認めなかった．家族に面会に来てもらい，病室にカレンダーと時計を設置した．家族同席のもと，現在肺炎治療のため病院に入院中であることを説明した．本人は環境の変化をとても嫌い，自宅での家族との生活を大事にしているということで，家族付き添いのうえで入院を継続，なるべく早く自宅退院を目指す方針となった．医師や看護師は診療の際，見当識のつく会話を積極的に行った．内服薬のうち，せん妄の原因となるエスゾピクロンは漸減中止の方針とした．不眠に対しレンボレキサント（デエビゴ®）2.5 mg投与を開始した．不穏・興奮症状に対しペロスピロン（ルーラン®）4 mgを数回使用したが，効果は限定的であった．

　翌日以降はせん妄はみられず，ペロスピロンも中止し，肺炎の治療も予定通りに行うことができた．経過もよかったため，早めに抗菌薬の内服治療に切りかえ自宅退院とした．

薬剤の処方：レンボレキサント（デエビゴ®）　1回2.5 mg　1日1回　就寝前

■ おわりに

　本稿では，せん妄の診断，原因，治療について概説しました．せん妄を疑ったら，抗精神病薬を使用して終了ではなく，せん妄発症の原因となった急性疾患や患者さんの置かれている環境，薬剤等についてもう一度見直し，せん妄治療および再発防止に努めましょう．

■ 引用文献

1）Inouye SK：Delirium in older persons. N Engl J Med, 354：1157-1165, 2006（PMID：16540616）

2）de la Cruz M, et al：The frequency of missed delirium in patients referred to palliative care in a comprehensive cancer center. Support Care Cancer, 23：2427-2433, 2015（PMID：25617070）

3）「Diagnostic and Statistical Manual of Mental Disorders, 5th ed., Text Revision（DSM-5-TR）」（American Psychiatric Association, ed）, American Psychiatric Association Publishing, 2022

4）Inouye SK, et al：Clarifying confusion：the confusion assessment method. A new method for detection of delirium. Ann Intern Med, 113：941-948, 1990（PMID：2240918）

5）Meagher DJ, et al：Phenomenology of delirium. Assessment of 100 adult cases using standardised measures. Br J Psychiatry, 190：135-141, 2007（PMID：17267930）

6）Francis J, et al：Diagnosis of delirium and confusional states. UpToDate, 2022

7）Hshieh TT, et al：Effectiveness of multicomponent nonpharmacological delirium interventions：a meta-analysis. JAMA Intern Med, 175：512-520, 2015（PMID：25643002）

■ 参考文献・もっと学びたい人のために

1）「せん妄診療実践マニュアル 改訂新版」（井上真一郎/著），羊土社，2022
　↑せん妄の治療を深めたければ.

2）「高齢者頻用薬ミニマム処方戦略」（原田 拓/編著），日本医事新報社，2022
　↑高齢者の薬物治療全体も踏まえたうえでせん妄の理解を深めたければ.

3）「認知症ケアガイドブック」（日本看護協会/編），照林社，2016
　↑非薬物療法をきわめたければ.

Profile

田森雄人（Yuto Tamori）
名古屋大学医学部附属病院 老年内科 医員
名古屋大学附属病院にて内科プログラムを専攻しています．老老介護やネグレクトなど高齢者の抱えるさまざまな社会的問題に多職種でとり組んでいます．

渡邊一久（Kazuhisa Watanabe）
名古屋大学医学部附属病院 老年内科 病院講師
当科では高齢者に多い急性期・慢性期疾患に「総合的」に携わりながら，認知症，糖尿病，救急，緩和ケアなどの「専門性」も発揮しながら日々診療しています．ご興味のある先生はぜひ当科ホームページ（https://www.med.nagoya-u.ac.jp/geri-atrics/）もご覧ください（2次元コード参照）.

特集

【各論：入院中に生じる高齢患者の症候への対応】
入院中に生じた転倒
医師がなすべきこととは

鵜木友都

---

① 入院時に転倒リスクを見積り，軽減できるものには積極的に介入しよう

② 転倒を防ぐには，多職種の連携・協力が必要不可欠である

はじめに

　　担当患者が入院中に転倒して骨折・出血するといった事態は避けたいものです．しかし，フレイルや認知症のある高齢患者は，予防策を講じていてもしばしば転倒してしまいます．では，転倒しないように行動をやたらと制限したり，ベッド上で抑制すればいいのかというとそういうわけにもいきません．本稿では，転倒リスクの正しい見積り方，リスク軽減，多職種連携，医師がなすべきことについて，当院での試みにも触れながら解説していきます．

症例

　88歳男性．高血圧，前立腺肥大症，脳梗塞（ごく軽度の左片麻痺の残存あり），認知症の既往があるが，基本的ADL（BADL）は自立していて近医へ通院中である．2日前からの発熱で当院救急外来を受診し，肺炎球菌性肺炎の診断で内科へ入院した．抗菌薬の点滴投与と酸素投与（Nasal 2 L/分）で状態は落ち着いていたものの，入院初日の夜間に末梢ルートを自ら抜いて，廊下で尻餅をついて座り込んでいるところを看護師に発見された．幸い，痛みはなくその後も自力歩行でき，ベッドまで戻ってクエチアピン25 mg錠を内服してもらったことで，ひとまずは落ち着いた．翌朝，担当看護師より「朝からふらふらしてますし，転倒リスクが高いし，抑制の同意書を家族にとってもらっていいですか？」と相談があった．

入院前の処方薬

1）アムロジピン（アムロジン®）	1回5 mg	1日1回	（朝食後）
2）オルメサルタン（オルメテック®）	1回20 mg	1日1回	（朝食後）
3）アスピリン（バイアスピリン®）	1回100 mg	1日1回	（朝食後）

4）アトルバスタチン（リピトール®）	1回10 mg	1日1回（朝食後）
5）シロドシン（ユリーフ®）	1回4 mg	1日2回（朝・夕食後）
6）ランソプラゾール（タケプロン®）	1回15 mg	1日1回（朝食後）
7）ブロチゾラム（レンドルミン®）	1回0.25 mg	1日1回（眠前）

　冒頭のようなシチュエーションは日本全国で毎日のように生じていると思います．この症例において，看護師にどのように返答するのがよいか，一緒に考えていきましょう．

1 リスク評価

1）転倒リスク評価

　入院患者の転倒の頻度は，病院の種類によって大きく異なりますが，急性期病院では1,000病床あたり1日に3～7件程度で発生しており[1]，決して稀な出来事ではありません．また，高齢者の転倒に関しては，何か1つのリスク因子が決定的に重要というようなことは少なく，図に示すようなリスク因子が複合的に，複雑に絡み合っていると考えられています[2]．このような多種多様なリスク因子について，医師がすべての情報を集めるのは困難です．生物学的リスクや行動的リスク要因については医師主導で情報を集めるとよいですが，環境的リスク要因については，理学療法士・作業療法士や看護師が患者さんやその家族とかかわるなかで聴取できるでしょうし，社会経済的リスク要因についてはソーシャルワーカー（MSW）の力も借りるとよいと思います．

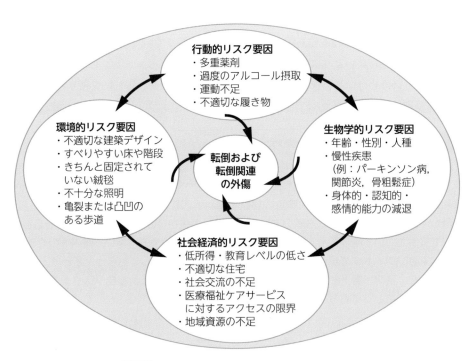

■図 高齢者の転倒に関する危険因子モデル
文献2より引用．

また，転倒リスクを定量的に評価して対策を行うという手法は古くから行われていますが，アセスメントツールは多種多様であり，どのツールが最も優れているかというコンセンサスはありません．入院時に看護師が評価を行う際には，日本看護協会の転倒転落リスクアセスメントシート（過去の転倒歴，感覚障害の有無，認知機能，転倒リスクを高める薬剤の処方の有無などを評価）をベースに施設に会う形に改変したものを使っているケースが多いようで，当院でもそのように運用しています．

2）合併症リスク評価

転倒による合併症のなかでは，骨折と頭蓋内出血が最も予後に影響を与えるものであるため，これらのリスクについても見積もっておく必要があります．また，転倒リスクが高く，合併症リスクが高い場合，移動時の付き添い，トイレの見守り等を優先的に考慮することができます．

❶ 骨折

入院中の転倒では，30〜51％で何らかの外傷，1〜3％でなんらかの骨折，1.1〜2％で股関節骨折が生じたとされています[3]．骨粗鬆症のある高齢者やフレイルな高齢者は当然骨折リスクは高いですし，転倒リスクが高い人はフレイルであることが多く，自ずと骨折リスクも高い傾向にあります．

❷ 出血

転倒による出血性合併症で最も予後へ影響するのが頭蓋内出血です．筋骨格系の出血（筋肉内血腫等）も，疼痛のために動きづらくなり，さらにフレイルが進行してしまうという悪影響はあるものの，頭蓋内出血では高次脳機能障害や麻痺などが生じるため，より重大です．出血リスクの評価には，基礎疾患（肝硬変，慢性腎臓病，各種血液悪性腫瘍）と抗血栓薬の有無を確認することが重要です．

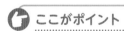
ここがポイント
「転倒リスク」と「転倒した際の合併症リスク」の両者を評価すること！

2　転倒予防介入

1）転倒予防介入のエビデンス

入院中の転倒予防介入に関する最近のレビューによると，患者教育が効果的であることや，多因子介入（患者またはスタッフ教育，コールへの迅速な対応，環境調整，運動療法，安全な履物などの組合わせ）に効果的である傾向があることなどがわかっています[4]．

2) 転倒予防介入〜医師のなすべきこと〜

これまで見てきたような評価評価に基づく対応策を医師だけで行うことは非現実的であり，むしろ看護師や理学療法士などのリハビリテーションスタッフが現場では主体となります．ここでは医師自身が行うべきことと，他職種へ働きかけて行うべきことについてまとめます．

❶ ポリファーマシーへの介入

入院中に最も評価・介入がしやすいのがポリファーマシーです．ほとんど医学的判断で決められるため，医師主導で積極的に行うべきです．

① 転倒リスクを高める薬剤の変更・中止

転倒リスクを高める薬剤（fall risk increasing drugs：FRIDs）を（表1）にまとめました．頻度が高いのはベンゾジアゼピン系薬剤，降圧薬，α受容体拮抗薬などです．フレイルな高齢者で転倒リスクが高い場合における降圧目標は緩く設定し，睡眠薬として安易なベンゾジアゼピン系薬剤の処方は避けるべきです．

② 出血リスクを高める薬剤の中止の検討

抗血栓薬の適応を見直すことは非常に重要です．そもそも適応がないのに抗血栓薬が処方されている場面にしばしば遭遇します．代表的なものとしては，脳梗塞の一次予防として抗血小板薬（推奨されていない），PCI後長期間経過しているDAPT（dual anti-platelet therapy）［→SAPT（single anti-platelet therapy）でOK］，PCI後の心房細動患者における抗凝固薬と抗血小板薬の併用［→抗凝固薬単剤でOK］などです．また，抗血栓薬の適応自体は正しいものの，寝たきりやくり返す消化管出血・転倒があるようであれば，本人・家族と相談して中止も考慮しましょう．

③ 骨折リスクを軽減するための介入

ポリファーマシーの患者では，むしろ適切な薬剤が処方されない"アンダーユース"の状態になりがちという指摘もあります．高齢者の骨粗鬆症に対するビスホスホネートやビタミンD製剤は，特にアンダーユースになりがちです．入院中でなくともいいので，骨粗鬆症の評価・介入を行うとよいでしょう（本稿では詳細は割愛します）．

表1 代表的な fall risk increasing drugs（FRIDs）

降圧薬	ベンゾジアゼピン系薬剤および関連薬
オピオイド系鎮痛薬	抗精神病薬
抗うつ薬	抗コリン薬
抗ヒスタミン薬	α受容体拮抗薬（前立腺肥大症治療薬，降圧薬）
利尿薬	血管拡張薬
抗痙攣薬	過活動膀胱治療薬
経口糖尿病治療薬	抗不整脈薬

❷ 看護師への働きかけ

　"転倒ハイリスク"な患者に対して，患者さんのそばで長時間過ごす看護師は大きな不安を抱えています．冒頭の症例においても，その不安から「抑制の同意書をとってほしい」と訴えていますが，転倒リスクと抑制による害のバランスを考慮して必要最低限の抑制に留めなければいけません．この判断は難しいのですが，看護師からの抑制依頼を無下に断ることも，逆に安易に同調することも不適切です．「確かに転倒リスクは高いし，心配ですよね」と不安を受け止めつつ，「抑制をしなくてすむ方法はないでしょうか」と一緒に考える姿勢が重要です．せん妄予防のための非薬物的介入（心電図モニターや尿道カテーテルなどの不要なデバイス類の早期除去，昼間の離床促進など）をしっかりと行ったり，夜間眠れるように睡眠薬の調整などを行いつつ，抑制を必要最低限にとどめる工夫を**"看護師と一緒に"**考えましょう．

❸ 理学療法士・作業療法士への働きかけ

　転倒予防において理学療法士（以下PT）・作業療法士（以下OT）の存在は欠かせません．フレイルな入院患者については，基本的にリハビリテーションをオーダーし，PT/OTによる評価・リハビリテーションを受けてもらい，付き添い時に注意すべき事柄などを看護師と共有してもらうとよいでしょう．また，PT/OTに丸投げするのではなく，もともとのADLや入院時のADL，歩行補助具の有無などは医師が聴取しておくと，リハビリテーションがスムーズにはじめられます．また，入院後1週間以内に転倒が多い[5]ため，**可能であれば入院翌日から評価・介入を開始することが望ましいです**．そして，リハビリテーションオーダーだけしてあとはPT/OTに任せきりという姿勢ではなく，担当患者のリハビリテーションの様子を実際に自分の目で見て，担当のPT/OTとは積極的にコミュニケーションをとるようにしましょう．

❹ 患者さんへの働きかけ

　転倒予防に関する個別の教育，情報提供は積極的に行うとよいでしょう．当院では，入院後早期に「転倒転落予防DVD」を視聴してもらい，転倒しやすい状況とその対処法について情報提供を行っています．

　また，患者さんのなかには，「看護師さんは忙しそうだから」，「看護師さんに悪いから」，「気を遣うのが嫌だから」などの理由で，看護師を呼ばずに1人でトイレに行こうとして転倒するといったことがしばしば見受けられます[5]．心情的には十分理解できるものですが，こういった事態を回避するために，私は患者さんに対して「遠慮せずに看護師を呼んでくださいね」「頼ってもらった方が看護師としても嬉しいものですよ」とエビデンスはないものの伝えるようにしています．

　また，当院では"セル看護方式"という仕組みで患者ケアを行っています．これは，仕事に必要な物品の多くを搭載したカートを看護師1人ひとりがもち，仕事の大部分をベッドサイドで行うことで，患者さんのそばをできるだけ離れることなくケアを行えるものです．これが功を奏しているかどうかの証明はできていませんが，当院では1,000病床あた

りの1日転倒件数はおおむね2.0以下と全国平均を下回っています.

ここがポイント

　患者さんやメディカルスタッフの心情にまで思いを馳せ，積極的にコミュニケーションをとることが大切！

3 5Msアクション

　以上の解説をふまえ，冒頭の症例に対する評価，介入について5Msアクションに沿って考えてみましょう（表2）.

表2 症例（転倒）の5Msアクション

Multicomplexity （多疾患・生活状況）	フォーカスすべき 4つのMs		すべての医療スタッフが 考慮すべきポイント
●基礎疾患や生活社会歴に関する情報収集（Dr/Ns/PT/MSW）（特に，夜間の排尿状況や自宅のベッドやトイレの間取りなど） ●退院先を決める（Dr/Ns/PT/MSW） ●フレイルの評価（Dr） ●骨粗鬆症の評価（Dr）		Mobility （身体機能）	●転倒・合併症リスク評価介入 ●BADL，IADLを評価（Dr/Ns/PT） ●積極的なリハビリテーション介入で離床促進（PT） ●不必要な抑制がないか評価（Dr/Ns） ●嚥下機能評価とリハビリテーション（ST）
		Mind （精神・心理的問題）	●認知症を背景としたせん妄への薬物/非薬物的介入（Dr/Ns/PT） ●不安，抑うつの評価（Dr）
		Medications （薬剤）	●転倒リスクを高める薬剤の見直し（Dr） ●出血リスクを高める薬剤の見直し（Dr） ●内服アドヒアランスの確認（Ph）
		Matters Most （本人の価値観・ゴール）	●本人，家族と一緒にACP（advance care planning）を行う（Dr）

症例のその後

　本症例は，転倒リスクは高く（過去の入院中にも転倒歴あり，認知機能障害あり，転倒リスクを高める薬剤あり），CFS（clinical frailty scale）は5，アスピリン内服中であり骨折・出血リスクも高かったため，トイレなど移動時の付き添いや，せん妄の状態しだいで家族の付き添いも考慮することを看護師と検討した．再度転倒するのを予防するため，せん妄を軽減するために，心電図モニターと尿道カテーテルを抜去し，リハビリ中に患者のもとを訪れ，担当の理学療法士と話をして積極的な離床をお願いした．また，クエチアピン25 mg/日ではふらつきがでていたため，12.5 mg/日に減量し，夕食後内服に変更した．睡眠薬はブロチゾラムからレンボレキサント（デエビゴ®）に変更した．入院後の血圧は110〜120/70〜80 mmHg程度と低めで推移していたため，いったん高圧薬（アムロジピン，オルメサルタン）は中止した．シロドシンは起立性低血圧により転倒リスクを高める薬剤であり，入院後の残尿チェックではほとんど問題がなかったため，1回2 mg 1日2回に減量した．末梢ルートの自己抜去が1回はあったものの，せん妄症状なく経過した.

おわりに

　高齢でフレイルな入院患者は今後もますます増えていくと思われます．入院するきっかけとなった"疾患"の治療のみにとどまることなく，疾患をもった"患者さん"にしっかりと関心をもち，5Msを意識した介入を行い，転倒をはじめとしたHAC（hospital acquired complications）の予防にもしっかりと力を入れていきましょう．

引用文献

1）小林浩介，他：急性期病院における転倒・転落の発生状況〜入院診療区分で比較した横断研究〜．日本転倒予防学会誌，9：3-11，2023
2）World Health Organization：WHO global report on falls prevention in older age. 2008 https://www.who.int/publications/i/item/9789241563536
3）Oliver D, et al：Preventing falls and fall-related injuries in hospitals. Clin Geriatr Med, 26：645-692, 2010（PMID：20934615）
4）Morris ME, et al：Interventions to reduce falls in hospitals：a systematic review and meta-analysis. Age Ageing, 51：afac077, 2022（PMID：35524748）
5）澤田知里，山田律子：急性期病院における認知障害高齢者の転倒に繋がりうる行動とその背景にあるニーズ．老年看護学，25：45-56，2020

参考文献・もっと学びたい人のために

1）世戸博之：転倒へのアプローチ：評価と予防の基本を押さえ，入院中だからこそできる介入を行う．Hospitalist, 5：751-765, 2017
　↑入院中のみならず，高齢者の転倒にまつわる総論を学べます．

Profile

鵜木友都（Yuto Unoki）

飯塚病院 総合診療科
総合内科専門医
飯塚の地でホスピタリストとして10年近く勤務しています．病棟診療だけでなく，診断エラー学やM＆Mカンファレンス，医療安全への関心が最近増えてきており，国内外の学会へ参加したりして学んでいます．もし見かけたら声をかけてもらえると嬉しいです．

【各論：入院中に生じる高齢患者の症候への対応】

入院中に生じた褥瘡

褥瘡がある高齢者を病棟で担当するときに考えるべきこと

湊 しおり

① 褥瘡はくり返し観察して評価し続けることが大切

② 適切な除圧とポジショニングの重要性を知る

③ 褥瘡治療のゴールは完全な治癒とは限らない．患者さんごとのふさわしいゴール設定を見極める

はじめに

　　　入院中の成人の褥瘡発生率は8.4％であり，高齢入院患者ではさらに高いことがわかっており[1]，入院中に生じる褥瘡は死亡，再入院などの予後との関連が報告されています[2]．また，褥瘡は発症してから治癒までの時間が長いのも特徴で（重症度評価の各項目を参照），ごく軽微な褥瘡であっても1カ月近くの治療期間を要することがあります．ですから，早期発見し，早期治療に結び付けることが大切です．

研修医の担当症例：体動困難の原因検索目的に入院

現病歴：86歳男性．もともと身辺動作はすべて自立し，庭仕事などもできていた．
　既往歴として糖尿病，高血圧があり近医に通院中．来院1カ月前より倦怠感，微熱，肩や節々の痛みが出現した．整形外科クリニックでは鎮痛薬の調整が行われていたが，症状の改善はみられず，来院1週間前には立ち上がり困難となり，食欲も低下し，トイレにも行けなくなった．急激なADL低下で自宅での生活が困難な状況となってしまったため，精査，加療目的に入院となった．
内服薬：かかりつけ内科より；メトホルミン250 mg 1回1錠 1日2回（朝夕食後），シタグリプチンリン（ジャヌビア®）50 mg 1回1錠 1日1回（朝食後），アムロジピン（アムロジン®）OD錠 5 mg 1回1錠 1日1回（朝食後）

整形外科クリニックより；ミロガバリン（タリージェ®）5 mg 1回1錠 1日2回（朝夕食後），トラムセット®配合錠（トラマドール・アセトアミノフェン）1回1錠 1日2回（朝夕食後）

入院後の経過：入院後図1のような褥瘡が発見され，主治医により貼付剤使用のうえ，経過観察が指示されていた．図2は，図1の状態から1週間後の同部位．適切な除圧がなされていなかった．

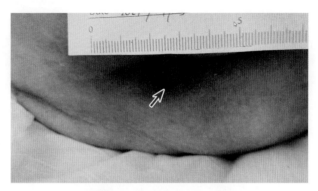

図1　入院後にみられた褥瘡
褥瘡（➡）．

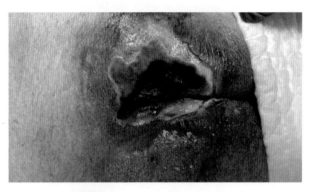

図2　図1から1週間後の様子

1　治療と除圧についての知識

1）褥瘡の治療

　　　今回は褥瘡の具体的な治療については触れません．これに関しては各病院の褥瘡チームごとによく使う薬剤や貼付剤が違っていることが多いからです．**褥瘡治療は適切な除圧がなされていることが最も大切**で，あとは適度な湿潤環境に保たれてさえいれば治癒していくことが多いです．今後，褥瘡に興味をもったタイミングで薬剤や貼付剤についても使いこなせるものを身につけていくのがよいと思います．

2) 除圧やポジショニングについての基礎知識

　　褥瘡を予防するためには ① ズレ力に配慮することと ② 好発部位を知っておくことの 2 つが大切です．外力は圧迫力とズレ力に分けられますが，圧迫力単独より圧迫力＋ズレ力の場合は 6 倍以上も軟部組織損傷が起こりやすいとされています[3]．褥瘡の好発部位が骨の突出部ということはよく知られていることですが（図3），これは骨の突出部に圧迫力もズレ力も集中しやすいためです[3]．したがって，適切な除圧とポジショニングの指示とは，骨突出部の圧迫を避けるだけでなく，ズレ力を起こさないような指示（ポジショニンググローブの使用や患者さんを引きずらないなど）を必要に応じて提示することを指します．褥瘡発生のリスクが高い方であれば必要に応じて除圧やポジショニングの指示などが出せるとよいでしょう．

3) 褥瘡評価

❶ 褥瘡は自分の目でくり返し観察を行う

　　入院中発症の褥瘡に限らず，褥瘡治療を目的の入院や，全く別の疾患で ADL が低下し褥瘡が発生した状態で入院に至るケースもあります．褥瘡は図1, 2のように短期間で重症化することがあるため，頻回に観察を行い悪化の兆候を見落とさないこと，また治療介入が適切であることを確認することが大切です．

　　また，症例に少しだけ戻りますが，今回の症例では，入院後褥瘡が発見された（図1）後，被覆材で覆ってしまったため観察もされていませんでした．

 ここがピットフォール

> 非透明な被覆材で覆った場合，褥瘡の観察を忘れがちになる．

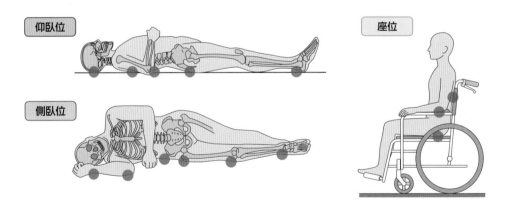

図3　褥瘡の好発部位
仰臥位：仙骨部・踵部・後頭部・肩甲骨部
ファウラー位：尾骨部・踵部・脊柱部
側臥位：大転子部・腸骨部・耳介部・足関節外顆部・腓骨部・肘関節部
座位：座骨結節部・尾骨部・背部・肘関節部
文献3 p6 より転載．

❷ 重症度評価：重症度はDESIGN-R®で評価する

表1はDESIGN-R®の評価表ですが，これは治癒までの期間を統計的にある程度予測できるというメリットがあり，9点以下で8割の褥瘡が1カ月未満に治癒し，18点以下の褥瘡の6割は3カ月未満に治癒するとされています（3カ月以上かかるものに関しては評価困難．1～2週間に1回の頻度でくり返し評価を続けることが重要）[4, 5]．

> 🖐 **ここがポイント**
>
> DESIGN-R®は評価者によって数字のばらつきがでるため，できるだけ同じ評価者が頻回に観察して経過を記録するとより褥瘡治療の経過がわかりやすい．

4）褥瘡リスク・予防

褥瘡のリスク評価としてはブレーデンスケールがよく使用されます（参考文献2「褥瘡予防・管理ガイドライン 第5版」を参照）．

❶ 知覚の認知，❷ 湿潤，❸ 活動性，❹ 可動性，❺ 栄養状態，❻ 摩擦とずれ，の6項目で褥瘡リスクを評価するもので，病院の規模によってカットオフ値が多少異なりますが，ブレーデンスケールを用いることで褥瘡発生率が50％以上減少することや，ベッドレンタル費用や耐圧分散マットレス費用の著名な削減ができたことが明らかになっています[4]．

高齢者で注意すべき点などをブレーデンスケールの項目ごとに説明します．どういう患者像かを大まかにつかみ，実際の臨床で出会った患者さんが褥瘡リスクの高そうな方であれば，より細かく項目ごとにチェックしていくと褥瘡発生を抑えられる可能性があります．

❶ 知覚の認知

圧迫による不快感に対して適切に反応できるかどうか．糖尿病や脊髄損傷で知覚の低下がある場合や，認知症や脳血管障害等で痛みや不快感を訴えることができない場合はよりハイリスクになります．

❷ 湿潤

皮膚が湿潤にさらされる程度．仙骨部などは解剖学的な特性だけでなく，オムツをしている患者さんの場合は，常に湿潤環境になりやすいため注意が必要です．

❸ 活動性・❹ 可動性

自力で寝返りを打つなど，圧迫を除去するような動きがとれるかどうか．患者本人による除圧が難しいことを早期に把握して，先に述べたように褥瘡が軽度なうちにきちんと除圧の指示を出し，その指示が実行されているかを確認するのも重要です．また，薬剤性にADLが低下していないかは常に考えるべき問題です．高齢者うつなどの精神疾患も活動性を低下させ，褥瘡の原因となることがあります．入院中もくり返し評価しましょう．

● 表1 ● 改定DESIGN-R®2020

DESIGN-R®2020　褥瘡経過評価用

<table>
<tr><td colspan="4"></td><td>カルテ番号（</td><td>）</td><td rowspan="2">月日</td><td>/</td><td>/</td><td>/</td><td>/</td><td>/</td><td>/</td></tr>
<tr><td colspan="4"></td><td>患者氏名（</td><td>）</td><td></td><td></td><td></td><td></td><td></td><td></td></tr>
<tr><td colspan="4">Depth*1　深さ　創内の一番深い部分で評価し，改善に伴い創底が浅くなった場合，
これと相応の深さとして評価する</td><td colspan="2"></td><td></td><td></td><td></td><td></td><td></td></tr>
<tr><td rowspan="3">d</td><td>0</td><td colspan="2">皮膚損傷・発赤なし</td><td>3</td><td>皮下組織までの損傷</td><td></td><td></td><td></td><td></td><td></td><td></td></tr>
<tr><td rowspan="2">1</td><td rowspan="2" colspan="2">持続する発赤</td><td>4</td><td>皮下組織を超える損傷</td><td></td><td></td><td></td><td></td><td></td><td></td></tr>
<tr><td rowspan="2">D</td><td>5</td><td>関節腔，体腔に至る損傷</td><td></td><td></td><td></td><td></td><td></td></tr>
<tr><td rowspan="2">2</td><td rowspan="2" colspan="2">真皮までの損傷</td><td>DTI</td><td>深部損傷褥瘡（DTI）疑い*2</td><td></td><td></td><td></td><td></td><td></td></tr>
<tr><td>U</td><td>壊死組織で覆われ深さの判定が不能</td><td></td><td></td><td></td><td></td><td></td></tr>
<tr><td colspan="6">Exudate　滲出液</td><td></td><td></td><td></td><td></td><td></td><td></td></tr>
<tr><td rowspan="3">e</td><td>0</td><td colspan="2">なし</td><td rowspan="3">E</td><td rowspan="3">6</td><td rowspan="3">多量：1日2回以上のドレッシング交換を
要する</td><td></td><td></td><td></td><td></td><td></td></tr>
<tr><td>1</td><td colspan="2">少量：毎日のドレッシング交換を要
しない</td><td></td><td></td><td></td><td></td><td></td></tr>
<tr><td>3</td><td colspan="2">中等量：1日1回のドレッシング交
換を要する</td><td></td><td></td><td></td><td></td><td></td></tr>
<tr><td colspan="6">Size　大きさ　皮膚損傷範囲を測定：[長径（cm）×短径*3（cm）]*4</td><td></td><td></td><td></td><td></td><td></td><td></td></tr>
<tr><td rowspan="6">s</td><td>0</td><td colspan="2">皮膚損傷なし</td><td rowspan="6">S</td><td rowspan="6">15</td><td rowspan="6">100以上</td><td></td><td></td><td></td><td></td><td></td></tr>
<tr><td>3</td><td colspan="2">4未満</td><td></td><td></td><td></td><td></td><td></td></tr>
<tr><td>6</td><td colspan="2">4以上　16未満</td><td></td><td></td><td></td><td></td><td></td></tr>
<tr><td>8</td><td colspan="2">16以上　36未満</td><td></td><td></td><td></td><td></td><td></td></tr>
<tr><td>9</td><td colspan="2">36以上　64未満</td><td></td><td></td><td></td><td></td><td></td></tr>
<tr><td>12</td><td colspan="2">64以上　100未満</td><td></td><td></td><td></td><td></td><td></td></tr>
<tr><td colspan="6">Inflammation/Infection　炎症／感染</td><td></td><td></td><td></td><td></td><td></td><td></td></tr>
<tr><td rowspan="3">i</td><td rowspan="2">0</td><td rowspan="2" colspan="2">局所の炎症徴候なし</td><td>3C*5</td><td>臨界的定着疑い（創面にぬめりがあり，滲
出液が多い．肉芽があれば，浮腫性で脆
弱など）</td><td></td><td></td><td></td><td></td><td></td><td></td></tr>
<tr><td rowspan="2">I</td><td>3*5</td><td>局所の明らかな感染徴候あり（炎症徴候，
膿，悪臭など）</td><td></td><td></td><td></td><td></td><td></td></tr>
<tr><td>1</td><td colspan="2">局所の炎症徴候あり（創周囲の発
赤・腫脹・熱感・疼痛）</td><td>9</td><td>全身的影響あり（発熱など）</td><td></td><td></td><td></td><td></td><td></td></tr>
<tr><td colspan="6">Granulation　肉芽組織</td><td></td><td></td><td></td><td></td><td></td><td></td></tr>
<tr><td rowspan="3">g</td><td>0</td><td colspan="2">創が治癒した場合，創の浅い場合，
深部損傷褥瘡（DTI）疑いの場合</td><td>4</td><td>良性肉芽が創面の10％以上50％未満を
占める</td><td></td><td></td><td></td><td></td><td></td><td></td></tr>
<tr><td>1</td><td colspan="2">良性肉芽が創面の90％以上を占め
る</td><td rowspan="2">G</td><td>5</td><td>良性肉芽が創面の10％未満を占める</td><td></td><td></td><td></td><td></td><td></td></tr>
<tr><td>3</td><td colspan="2">良性肉芽が創面の50％以上90％
未満を占める</td><td>6</td><td>良性肉芽が全く形成されていない</td><td></td><td></td><td></td><td></td><td></td></tr>
<tr><td colspan="6">Necrotic tissue　壊死組織　混在している場合は全体的に多い病態をもって評価する</td><td></td><td></td><td></td><td></td><td></td><td></td></tr>
<tr><td rowspan="2">n</td><td rowspan="2">0</td><td rowspan="2" colspan="2">壊死性組織なし</td><td rowspan="2">N</td><td>3</td><td>柔らかい壊死組織あり</td><td></td><td></td><td></td><td></td><td></td><td></td></tr>
<tr><td>6</td><td>硬く厚い密着した壊死組織あり</td><td></td><td></td><td></td><td></td><td></td></tr>
<tr><td colspan="6">Pocket　ポケット　毎回同じ体位で，ポケット全周（潰瘍面も含め）
[長径（cm）×短径*3（cm）]から潰瘍の大きさを差し引いたもの</td><td></td><td></td><td></td><td></td><td></td><td></td></tr>
<tr><td rowspan="4">p</td><td rowspan="4">0</td><td rowspan="4" colspan="2">ポケットなし</td><td rowspan="4">P</td><td>6</td><td>4未満</td><td></td><td></td><td></td><td></td><td></td><td></td></tr>
<tr><td>9</td><td>4以上16未満</td><td></td><td></td><td></td><td></td><td></td></tr>
<tr><td>12</td><td>16以上36未満</td><td></td><td></td><td></td><td></td><td></td></tr>
<tr><td>24</td><td>36以上</td><td></td><td></td><td></td><td></td><td></td></tr>
<tr><td colspan="6">部位［仙骨部，坐骨部，大転子部，踵骨部，その他（　　　　　　　　　　　）］</td><td colspan="1">合計*1</td><td></td><td></td><td></td><td></td><td></td></tr>
</table>

*1　深さ（Depth：d/D）の点数は合計には加えない
*2　深部損傷褥瘡（DTI）疑いは，視診・触診，補助データ（発生経緯，血液検査，
　　画像診断等）から判断する
*3　"短径"とは"長径と直行する最大径"である
*4　持続する発赤の場合も皮膚損傷に準じて評価する
*5　「3C」あるいは「3」にいずれかを記載する．いずれの場合も点数は3点とする
文献5より転載．

© 日本褥瘡学会
http://www.jspu.org/jpn/member/pdf/
design-r2020.pdf

❺ 栄養状態

入院前後ともに食事量，体重減少の有無などなかったかの確認をしておきましょう．

❻ 摩擦とずれ

移動のためにたくさん介助を要する方ほど，シーツ等でのこすれを防ぐのは難しくなります．また，けいれんや拘縮，振戦は持続的な摩擦を引き起こす可能性があります．

2 入院中の褥瘡治療目標

褥瘡がある高齢患者さんを診療していくうえで，健常組織による完全な上皮化をゴールとするのが難しい状況にしばしば遭遇します．例えば，悪性腫瘍等で予後がわずかな方に発生した褥瘡では，浮腫の状態や栄養状態などを踏まえると，積極的なデブリードマンなどはせずに，悪化させないことや感染させないことがゴールとなることがありますし，連日頻回の処置が必要な褥瘡で退院先がご自宅であっても訪問看護などを利用することで自宅で処置を継続することができます．病院ではぜんぜん動けなかった患者さんでも，普段の生活の場に環境を移すことでADLが改善したり食事がとれるようになったりして，より褥瘡治癒が早まるという事例にはしばしば遭遇します．

褥瘡治療では，患者さんによって入院中にめざすゴールが違うということをもちろん念頭に置いていてほしいのですが，同じくらい褥瘡感染だけはすべての患者さんにとって忌避すべき事象だということも知っていてほしいです．褥瘡感染は全身状態をさらに悪化させる可能性があるからというのも理由の1つですが，言葉を選ばずにお伝えすると感染した褥瘡はとても臭いからというが大きな理由です．もちろん医療者はプロなので「臭い」と口にすることはないはずですが，それでも所作の端々で悪臭のあるなしで患者さんへの対応は違っているのではないかと感じます．くり返しの観察で悪化の兆候を早期に発見し悪化を防ぐように努め，もし残念ながら感染しても悪臭が漂う前に適切な治療にたどり着けるようにしましょう．

3 5Msアクション
～実際の患者さんのエピソードを見ながら，褥瘡診療について考えよう

● 褥瘡がある高齢患者さんを診察する前に5Msを確認

褥瘡のあるなしにかかわらずに，高齢患者さんを診察するときは5Msを念頭に置いておくと見落としを防いだり，不要な医療を行うことが避けられます．症例を5Msの項目に沿ってみていきましょう（表2）．

表2 症例（褥瘡）の5Msアクション

Multicomplexity （多疾患・生活状況）	フォーカスすべき 4つのMs	すべての医療スタッフが 考慮すべきポイント
●褥瘡管理：くり返しの観察を行う，圧力＋ズレ力への配慮できているか，除圧は十分か，皮膚への擦れはないか（看護師と共有） ●褥瘡が治るだけの栄養がとれているか（NSTや管理栄養士に適切に相談がなされているか） ●褥瘡発生のリスクとなる基礎疾患はないか ●褥瘡治癒を阻害する基礎疾患はないか ●退院時に褥瘡再発を防ぐための患者家族指導を行う	Mobility （身体機能）	●運動機能の維持・向上 ●寝たきりにさせている可逆的な原因はないか ●病棟での終日通した活動性の評価を多職種で情報を共有して行う ●適切なリハビリテーション介入を行う
	Mind （精神・心理的問題）	●抑うつなど精神疾患の身体症状は隠れていないか
	Medications （薬剤）	●食欲や活動性を低下させる薬剤がないか
	Matters Most （本人の価値観・ゴール）	●患者さんや家族のために大事なことは何か ●褥瘡治療のゴールはどこか

症例のその後

　入院前に整形外科クリニックからミロガバリン（タリージェ®）とトラムセット®配合錠（トラマドール・アセトアミノフェン）が処方されていたが，食思や意欲低下の原因になっている可能性を考えて中止した．最終的に高齢発症リウマチの診断に至り，その治療とリハビリテーション介入とともにみるみるADLが改善した．図2の状態から適切な除圧と外科的にデブリードマンが実施され2週間ほど経過し図4の状態となった．図4の状態でDESIGN-R®を用いるとD3e1s6i0g1N3P6の合計17点（筆者評価による）であり，完全な上皮化を入院中の褥瘡治療のゴールにしてしまうと1カ月以上の入院期間が必要であったが，1日1回程度の比較的簡単な処置のみ必要な状況であり，家族でも処置可能な状態であった．早期の自宅退院の希望があり，在宅で訪問診療や訪問看護を利用しながら治療を継続とした．半年後には図5のように改善した．

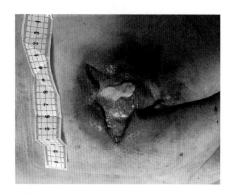

図4 図2から2週間後
図2の状態から除圧とデブリードマンが実施された．

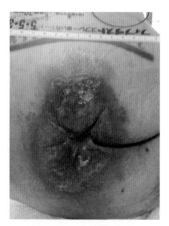

図5 図1から約半年後
表面は軟膏かぶれを伴うが内部は肉芽で埋まっている．

■ おわりに

　ここで皆さんに学んでほしいことは，褥瘡の治療でもなければ評価ツールの使いこなし方でもありません．**高齢者診療では避けては通れない褥瘡に，どういう心構えで向き合うべきかの1点に尽きます．**自ら足を運び除圧に目を光らせ，自身の目で褥瘡を観察し続ける地味な診察の積み重ねこそが褥瘡をもつ高齢患者さんの診療で大切だと知っていただけることが筆者の希望です．

■ 引用文献

1 ）Li Z, et al：Global prevalence and incidence of pressure injuries in hospitalised adult patients: A systematic review and meta-analysis. Int J Nurs Stud, 105：103546, 2020（PMID：32113142）

2 ）Lyder CH, et al：Hospital-acquired pressure ulcers: results from the national Medicare Patient Safety Monitoring System study. J Am Geriatr Soc, 60：1603-1608, 2012（PMID：22985136）

3 ）堀田由浩：床ずれ（褥瘡）の定義と発症のメカニズム，好発部位．「床ずれケアナビ 全面改訂版」（日本褥瘡学会・在宅ケア推進協会／編），pp2-6，中央法規，2017

4 ）「褥瘡ガイドブック 第3版」（日本褥瘡学会／編），照林社，2023

5 ）日本褥瘡学会：DESIGN-R®2020 褥瘡評価用．2020
　　https://www.jspu.org/medical/design-r/docs/design-r2020.pdf

■ 参考文献・もっと学びたい人のために

1 ）「褥瘡エコー診断入門」（水原章浩，他／著），医学書院，2012
　　↑ポケットの広がりが非侵襲的に確認できる以外にも，一見して浅い褥瘡が意外と深部まで広がっているというのを目視できるようになります．

2 ）「褥瘡予防・管理ガイドライン 第5版」（日本褥瘡学会／著），照林社，2022
　　↑昨年改定されたガイドラインです．リハビリやチームで褥瘡を見ていくことの重要性が強調されています．比較的読みやすい気がします．

3 ）「褥瘡治療・ケアの『こんなときどうする?』」（館 正弘／監，渡邊千登世，他／編），照林社，2015
　　↑写真が豊富で褥瘡治療の経過がわかりやすいです．

Profile

| 湊 しおり（Shiori Minato）

藤田医科大学総合診療プログラム
整形外科専門医，抗加齢学会専門医，総合診療専攻医
ヤバレジと名高かった私が，まさかレジデントノートの依頼をいただくなんて感慨深いです．すごい医者にならなくていいので，罪を犯さず，心を折らずに，元気にぼちぼち働きましょう．

【各論：入院中に生じる高齢患者の症候への対応】

入院中に生じた失禁

小宮 仁

① 入院前の排尿状況（Basic ADL の一部）を確認することで，入院中に生じた尿失禁なのか入院前からあったのかを確認する

② 5Ms アクションから，入院中に生じた尿失禁の原因を考え，排尿管理方法，尿失禁の予後予測を行う

はじめに

　　失禁は，老年症候群の1つであるとともに，高齢者の入院関連合併症（HAC-OP：hospital-acquired complication of older people）の1つでもあります．HAC-OPはそれぞれが相互に関連しており，有害な転機とも関連性があるため，高齢者の入院中に発生した失禁においても，看過することなく，一定の評価介入をする必要があります．

　　失禁は，尿失禁と便失禁を含む概念ですが，本稿では誌面の都合上，より頻度の高いとされている尿失禁を扱います．

研修医の担当症例

　　80歳女性．高血圧と慢性便秘にて近医通院中．独居，基本的日常生活動作（BADL）と手段的日常生活動作（IADL）はいずれも自立，認知症の指摘を受けたことはなく，介護保険の利用はしていない．発熱および体動困難を主訴に，救急車で搬送された．内服薬は，アムロジピン5 mg/日，酸化マグネシウム660 mg/日であった．

　　救急外来にて，血中白血球数上昇，CRP上昇，尿中白血球3＋，左CVA叩打痛陽性，胸腹部CTにて左腎周囲の脂肪織の毛羽立ちを認めた．左急性腎盂腎炎の診断で入院となり，入院後セフトリアキソン2 g/日による加療が開始された．入院時の意識レベルが普通の呼びかけで容易に開眼するレベルであったため，排泄はおむつ管理となった．

1 高齢者の尿失禁

1) 高齢者の尿失禁の影響

　高齢者の尿失禁は生活の質に悪影響を及ぼし，社会的孤立や活動度の低下につながるとともに，転倒・骨折，スキントラブル，機能障害，うつ状態などさまざまな有害事象とも関連しており，施設入所の予測因子でもあります[1]．さらに，入院中に生じた尿失禁は，HAC-OPの1つであり，HAC-OPはそれぞれが相互に関連しており，在院日数の延長，施設退院の増加，入院後6カ月以内の死亡率の上昇といった有害な転機とも関連性があります[2]．

2) 高齢者の失禁の疫学

　オーストラリアの病院における院内発症の失禁の頻度は，入院10,000件あたり，8.3件（0.08％）との報告があります[3]．65歳以上の高齢者の入院においては，その頻度は著しく上がり，434人中54人（12％）との報告があります[2]．

3) 尿失禁の分類

　尿失禁とは，尿が不随意に漏れるという愁訴です．尿失禁は，国際禁制学会（ICS）による下部尿路症状（lower urinary tract symptoms：LUTS）の分類によれば，腹圧性尿失禁，切迫性尿失禁，混合性尿失禁，夜尿症，持続性尿失禁，その他の尿失禁に分類されます（表1）[4]．さらに，高齢者の場合には，機能性尿失禁，溢流性尿失禁という分類も有用です（表1）．そして，これらの分類は尿失禁のマネジメントを考えるうえで重要です．

2 尿失禁の評価

　下部尿路症状の基本的な評価として，① 病歴聴取，② 症状・QOL評価，③ 身体診察，④尿検査，⑤ 残尿測定，⑥ 血清クレアチニン測定・血清PSA測定（男性のみ），⑦ 超音波

表1 尿失禁の分類

腹圧性	労作時または運動時，もしくはくしゃみまたは咳の際に，不随意に尿が漏れる
切迫性	尿意切迫感と同時，または尿意切迫感の直後に，不随意に尿が漏れる
混合性	尿意切迫感だけではなく，運動・労作・くしゃみ・咳にも関連して，不随意に尿が漏れる
夜尿症	睡眠中に不随意に尿が出る
持続性	持続的に尿が漏れる
機能性	排尿機能自体に問題はなく，認知症や体の動きが悪くて尿漏れする
溢流性	尿閉のため，尿が少しずつ漏れ出てしまう
その他	特有の状況で起こるもの，例えば性交中の尿失禁や，笑ったときに起こる尿失禁（哄笑性尿失禁）など

検査があげられます[5, 6]．特にフレイル高齢者，認知機能低下高齢者では，併存疾患や現在投与中の薬剤に留意し，前述の下部尿路機能障害に対する検査に加えて，フレイル評価や認知機能評価を含んだ高齢者総合的機能評価（comprehensive geriatric assessment：CGA）などの実施が推奨されます[7]．後述の5Msアクションも，いわゆるCGAと考えることができます．

3 尿失禁のマネジメント

1）尿失禁の見通しと予防

HAC-OPの尿失禁に対しては，その原因を踏まえて見通しを立てたうえで，介入することになります．高齢者では，① せん妄，② 尿路感染症，③ 萎縮性膣炎または尿道炎，④ 常用薬剤，⑤ 精神的疾患，⑥ 多尿，⑦ 運動制限，⑧ 便秘などにより一過性尿失禁が惹起されることがあるので，HAC-OPとしての尿失禁の予防や診断において留意しておきたいです．早期の離床，ADLの維持，ルート類の整理，認知機能に対応した排尿管理，便秘対策等は，HAC-OPとしての尿失禁，さらには，その他のHAC-OPの予防という点からも重要と思われます[8]．さらに，尿失禁の見通しを立てるうえで，後述の5Msアクションが推奨されます．

 ここがポイント
尿失禁の予防や診断のため，尿失禁を引き起こしやすい病態や状況を把握しておく．

2）原因疾患ごとの尿失禁の見通し

なお，名古屋大学医学部附属病院老年内科で入院となった方の原因疾患は図のとおりで，感染症が一番多く，次いで脳卒中，体重減少・食思不振・脱水が続くという結果でした[9]．

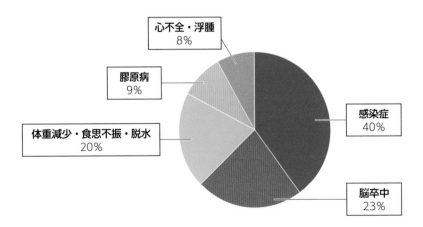

心不全・浮腫 8%
膠原病 9%
体重減少・食思不振・脱水 20%
感染症 40%
脳卒中 23%

図 ● 名古屋大学老年内科病棟における入院患者の原因疾患[9]

これらの疾患から新たに尿失禁が生じた場合に考えられる尿失禁の分類を表2に示します.

入院の頻度の高い疾患のうち,切迫性尿失禁を新たに生じる可能性があるのは,脳卒中と尿路感染症です.前者は下部尿路症状に対して継続的に影響を与えますが,後者は感染症の治癒とともに下部尿路症状が改善するため,見通しが異なります.

高齢者の場合,種々の疾患を生じることで,フレイルが進行し,ADLが低下することがありえるため,それに伴い機能性尿失禁を生じる可能性があります.フレイルの改善に時間を要する(あるいは戻らない)ことが多いため,尿失禁の改善にも時間を要する(あるいは戻らない)ことが多いと思われます.

時折,高齢者は便秘やADL低下等に伴って尿閉や尿閉による溢流性尿失禁が生じることもあるので,尿閉が疑われる場合には,残尿測定をしておきたいところです.また,尿閉リスクを上昇させる薬剤を内服している場合,ADL低下と相まって尿閉を引き起こす可能性があります.特に下部尿路症状に影響を与える薬剤に留意しましょう(例えば抗コリン薬など).

フレイル高齢者,認知機能低下高齢者の長期的な排尿マネジメントについては,病態ごとに対応が異なるため,専門家に相談するか,引用文献7を参考にしてください.

 ここがポイント

疾患が原因の尿失禁の場合,原因疾患により予後や排尿管理方法が異なる.フレイルに伴う機能性尿失禁の場合には改善に時間を要する.

4 5Msアクション

診察,検査と以下の5Msアクションで,HAC-OPとしての尿失禁の原因を考えて,予後の見通しを立てて,排尿管理方法を提案することになります.この作業を行ううえで,表2に示したような尿失禁の分類を検討しておくことは重要です.

では,症例にもどって5Msを用いてアクションを考えてみましょう(表3).

表2 疾患と入院後に生じた尿失禁との関係

疾患	頻度が高いと推察される尿失禁
感染症	尿路感染であれば切迫性尿失禁,ADL低下による機能性尿失禁
脳卒中	脳卒中を原因とした切迫性尿失禁や溢流性尿失禁,ADL低下による機能性尿失禁
体重減少等	ADL低下による機能性尿失禁
膠原病	ADL低下による機能性尿失禁
心不全	ADL低下による機能性尿失禁,多尿を原因とした尿失禁
せん妄	認知機能低下による機能性尿失禁

なお高齢者は尿閉による溢流性尿失禁を起こすこともあることには留意しておく.

表3 症例（尿失禁）の5Msアクション

Multicomplexity (多疾患・生活状況)	フォーカスすべき 4つのMs	すべての医療スタッフが 考慮すべきポイント
●入院の原因疾患 ●下部尿路症状に影響を与える疾患 ●入院前と現在の排尿状況の確認 ●排尿管理方法と見通し ●フレイルの評価	Mobility （身体機能）	●入院前・現在のBADL，IADLの確認（ADLの低下は機能性尿失禁の原因となりえる）
	Mind （精神・心理的問題）	●入院前・現在の認知機能の確認 ●せん妄の有無の確認（せん妄などによる認知機能の急激な低下は，機能性尿失禁の原因となりえる）
	Medications （薬剤）	●内服薬の確認（特に下部尿路症状に影響を与える薬剤に留意する）
	Matters Most （本人の価値観・ゴール）	●排尿に関する患者の価値観と実現可能性を踏まえたゴールの確認

症例のその後

生活状況：入院前の生活状況は，独居，自立で，CFS（Clinical Frailty Scale）による臨床虚弱度は，健康管理されているという状況であった．排尿状況は，入院前は自立して尿失禁はなかったが，入院後はおむつ管理で時折失禁という状況だった．このように排尿状況が変化した要因としては，下部尿路症状に影響を与える疾患である尿路感染症に罹患したことが考えられた．

入院時点でのADL：入院前のBADLは自立で，特に排尿については失禁なしであった．入院後は，起居動作・移乗・移動・食事・更衣・排泄・入浴・整容にいずれも見守りが必要という状況であった．特に入院後の排尿については，おむつを併用してときどき失禁という状態であった．ADLの低下は機能性尿失禁の原因となりえることから，排尿状況が変化した要因としては，ADL低下による機能性尿失禁の要素も念頭に置く必要があると考えた．

認知機能：入院前の認知機能については，特段の指摘はなかった．入院後に簡易認知機能評価を行ったところ，時間見当識と場所見当識は保持され，数唱，計算も可能だった．このことから，せん妄は否定的であると考えた．

内服薬：入院前の処方薬は，アムロジピン，酸化マグネシウムである．アムロジピンはCa拮抗薬であり，便秘のリスクファクターとされる薬剤である．また，酸化マグネシウムを高齢者に用いる場合には，血清マグネシウム値の定期的なモニタリングが必要で，高マグネシウム血症には留意するべきとされているが，入院時の検査で高マグネシウム血症は認められなかった．本症例では，抗コリン剤のように，尿閉のリスクを惹起する薬剤は処方されていなかった．しかし，背景疾患に便秘があり，便秘を介した下部尿路症状の惹起には留意する必要があると考えた．

多職種カンファレンスでは，日常生活動作と臨床虚弱度が入院前と同様に回復できることが期待できるとの意見が多数であり，ADLの改善に応じて，おむつ，ポータブルトイレ，通常の便座と変更して自宅退院をすることが提案された．

急性腎盂腎炎については，入院2日後には解熱をし，炎症反応も改善傾向だった．入院後に，尿培養および血液培養から大腸菌が検出された．セフトリアキソンは2週間投与した．

当初排尿管理については，おむつを併用し，尿意があったときはナースコールで呼んでいただき，介助でポータブルトイレでの排泄を行った．入院途中から，リハビリパンツに変更となり，見守りでトイレ排尿となり，最終的にはリハビリパンツもとれ，通常の便座での排泄となった．

　本症例の尿失禁は，尿路感染症に伴う切迫性尿失禁と体動困難による機能性尿失禁であったと考えられた．抗菌薬により尿路感染が改善したこと，感染症が改善してADLが改善してきたことで，最終的には尿失禁は改善して退院という結果をたどることができた．

おわりに

　入院中の尿失禁は医師よりも看護師がかかわることの多い病態と思われます．しかし，5Msアクションを行い，入院の原因となった疾患と関係づけて尿失禁を考慮することで，病態の把握，適切な管理方法，予後の予測が可能になります．

引用文献

1）Irwin DE, et al：Population-based survey of urinary incontinence, overactive bladder, and other lower urinary tract symptoms in five countries：results of the EPIC study. Eur Urol, 50：1306-14; discussion 1314, 2006（PMID：17049716）

2）Mudge AM, et al：Hospital-Associated Complications of Older People：A Proposed Multicomponent Outcome for Acute Care. J Am Geriatr Soc, 67：352-356, 2019（PMID：30423197）

3）Australian Commission on Safety and Quality in Health Care：Persistent Incontinence. https://www.safetyandquality.gov.au/sites/default/files/migrated/SAQ7730_HAC_Factsheet_PersistentIncontinence_ShortV2.pdf

4）Abrams P, et al：The standardisation of terminology of lower urinary tract function：report from the Standardisation Sub-committee of the International Continence Society. Neurourol Urodyn, 21：167-178, 2002（PMID：11857671）

5）「女性下部尿路症状診療ガイドライン［第2版］」（日本排尿機能学会，日本泌尿器科学会／編），リッチヒルメディカル，2019

6）「男性下部尿路症状・前立腺肥大症診療ガイドライン」（日本泌尿器科学会／編），リッチヒルメディカル，2017

7）「フレイル高齢者・認知機能低下高齢者の下部尿路機能障害に対する診療ガイドライン2021」（日本サルコペニア・フレイル学会，国立長寿医療研究センター／編），ライフサイエンス出版，2021

8）国立長寿医療研究センター：高齢者尿失禁ガイドライン．2000 https://www.ncgg.go.jp/hospital/iryokankei/documents/guidelines.pdf

9）Umegaki H, et al：Clinical significance of geriatric conditions in acute hospitalization. Geriatr Gerontol Int, 23：50-53, 2023（PMID：36495022）

参考文献・もっと学びたい人のために

1）「フレイル高齢者・認知機能低下高齢者の下部尿路機能障害に対する診療ガイドライン2021」（日本サルコペニア・フレイル学会，国立長寿医療研究センター／編），ライフサイエンス出版，2021

2）「Brocklehurst's Textbook of Geriatric Medicine and Gerontology, 8th ed.」（Fillit HM, et al, eds），Elsevier, 2016

Profile

小宮　仁（Hitoshi Komiya）
名古屋大学医学部附属病院 地域連携・患者相談センター
専門は老年医学，関心領域は老年医学のなかで認知症，フレイル，排泄です．

【各論：入院中に生じる高齢患者の症候への対応】

入院中に生じた低栄養

今診てる患者さん，栄養足りてますか!?

田島富彦，中嶋宏貴

① 入院中に新たに生じた低栄養は見逃されがち（「HAM」という概念を理解しよう！）
② 現在の食事量が適切かこまめに評価することが重要
③ 低栄養はその原因の評価と介入を行うことが重要！

はじめに

　　皆さんは入院中に「患者さんがご飯を食べられない」といった問題で困ったことはありませんか？ 入院中は疾患による消耗や食事摂取不良，その他さまざまな原因で低栄養に陥ることがあり，近年，"入院中に生じる低栄養"（hospital acquired malnutrition：HAM）は入院関連合併症の1つとして考えられるようになってきました．特に，入院したときは元気だった人ほど，こうした新たな低栄養は普段から意識していないと見落とされがちです．皆さんもなんとなく「とりあえず出された食事半分以上食べられてるからヨシッ！」みたいな感じになっていませんか？ 本稿では，入院中の高齢者に必要な栄養とその評価について解説します．

> **症 例**
>
> 　86歳男性．身長165 cm，体重50 kg（理想体重は約60 kg）．身の回りのADLは自立，認知症の指摘はなく，要支援1だが介護サービスの利用はしていない．自宅では妻と2人暮らしで，家事はすべて妻が行っている．並存疾患として，高血圧と不眠症がありアムロジピン5 mg/日とゾルピデム5 mg/日の内服をしている．今回は発熱を主訴に救急外来を受診し，腎盂腎炎の診断にてセフトリアキソン（CTRX）2 g/日で点滴加療を開始して入院2日目．食事は軟飯軟菜食（1,300 kcal）を2割程度摂取できている．

1 HAMはなぜ大事なのか？

　　入院中に生じる低栄養が見逃されがちなのは，はじめに述べた通りですが，見逃してしまうとどんなことが起こるのでしょうか？

　　近年の研究では，入院期間が延びたり，入院中合併症が増えたりする可能性が指摘されています[1]．さらに，HAMは急性期成人入院患者の4分の1に生じるといわれており[1]，その原因も食思不振のほか，処置に関連した絶食や疾患の影響，嚥下障害などさまざまな理由が考えられます[2]．

　　また，栄養状態の変化を見るわけですから，入院時点の栄養評価が必要になってきます．入院の時点で栄養状態が悪いとそれだけ予後も悪くなるので[3]，疾患の治療と栄養評価は切っても切れない縁なのです．

2 栄養評価の実際

1）まずは低栄養のリスク評価をしよう！

　　栄養評価をするためには，何か指標がないといけませんが，アルブミンなどの生化学マーカーは疾患の影響も受けるので必ずしも指標として有効ではありません．低栄養のスクリーニングとしてよく使用されているものには，MNA-SF（mini nutritional assessment - short form，簡易栄養状態評価表）[※1]やMUST（malnutrition universal screening tool）[※2]などのツールがあります．どれを使うかに関しては，自分の病院で使われている指標を看護師さんや栄養士さんに確認してみてもよいかもしれませんね．それほど評価に時間はかからないので，基本的にはすべての患者さんの入院時に，サクッと評価してしまいましょう！

> **memo：世界初の「低栄養の診断基準（GLIM基準）」**
> 　2018年に世界規模で低栄養の診断基準であるGLIM（global leadership initiative on malnutrition）が発表されました．リスクスクリーニングに加え，体重や筋肉量などの現症，病因を評価し，診断と重症度を判断します．低栄養への世界的な注目の高まりが伺えます．詳しくは，文献4をご参照ください．

2）実際に栄養が足りているか評価しよう！

❶ 必要栄養量の計算をしてみよう！

　　患者さんに必要なエネルギー量の目安は基礎エネルギー消費量（basal energy expenditure：BEE）に活動量（activity factor）とストレス係数（stress factor）を掛け合わせて評

※1 MNA-SF（Mini Nutritional Assessment - Short Form，簡易栄養状態評価表）．Nestlé Nutrition Institute：
https://www.mna-elderly.com/sites/default/files/2021-10/mna-mini-japanese.pdf

※2 The "MUST" explanatory booklet. Malnutrition Action Group（MAG）（a standing committee of the British Association for Parenteral and Enteral Nutrition）：
http://www.bapen.org.uk/pdfs/must/must_explan.pdf

価するのが一般的です．また，BEEには表1に示すHarris-Benedictの式が使われます．…が，高齢者では若年者と比べて体組成も変化しますし，この計算式自体，実はそこまで強いエビデンスがあるわけではないことは注意すべき点です[6]．ほかにも簡易な計算方法などありますが，**大事なことは，患者さんの状態に合わせてこまめに調整していくこと**です．エネルギー量が決まると次はサルコペニアやフレイルの観点から高齢者では重要なタンパク質，そして脂質，水分などを考えていきます．それらについてここでは詳述しませんが，エネルギー量と同様にそれらもこまめな調整を行ってください．また，栄養目標を考える際には，現在の体重に加え，理想体重，目標とする体重を考えていくことになると思います．理想体重については諸説ありますが，「日本人の食事摂取基準2020」[7]では表2のように定められています．

表1 患者の全エネルギー消費量（TEE）の計算式

投与エネルギーの決め方（1日必要エネルギー量　kcal/日）〔BEE × acrivity factor × stress factor〕
Harris-Benedictの式　基礎エネルギー消費量（BEE：kcal/日）
●男性〔$66.47 + 13.75\,W + 5.0\,H - 6.76\,A$〕 ●女性〔$655.1 + 9.56\,W + 1.85\,H - 4.68\,A$〕 W：体重（kg），H：身長（cm），A：年齢（年）
activity factor
寝たきり：1.0，歩行可：1.2，労働：1.4〜1.8
stress factor
術後3日間　軽度　：1.2 → 胆嚢・総胆管切除，乳房切除 　　　　　　中等度：1.4 → 胃亜全摘，大腸切除 　　　　　　高度　：1.6 → 胃全摘，胆管切除 　　　　　　超高度：1.8 → 膵頭十二指腸切除，肝切除，食道切除
臓器障害 → 1.2 ＋ 1臓器につき0.2ずつup（4臓器以上は2.0）
熱　　傷 → 熱傷範囲10％ごとに0.2ずつup（Maxは2.0）
体　　温 → 1.0℃上昇ごとに0.2ずつup 　　　　　　（37℃：1.2，38℃：1.4，39℃：1.6，40℃以上：1.8）

文献5より引用．

表2 目標とするBMIの範囲（日本人の食事摂取基準2020）

年齢（歳）	目標とするBMI（kg/m²）
18〜49	18.5〜24.9
50〜64	20.0〜24.9
65〜74*	21.5〜24.9
75以上*	21.5〜24.9

＊日本人の観察疫学研究の結果では，65歳以上ではBMI 22.5〜27.4 kg/m²で総死亡率が最も低かったが，フレイル予防および生活習慣病の発症予防の観点から，当面目標とするBMIの範囲は21.5〜24.9 kg/m²とされている．

文献7より引用．

ここがポイント
･･･
まずは提供している食事が必要量を満たしているか評価しよう！

❷ 栄養状態の変化を評価しよう！

　　入院時点での栄養評価をしたところで，お次に入院中の栄養状態の変化を評価…といきたいところですが，なんと，HAMについてはまだ確立した定義や評価方法があるわけではありません（!?）．ここでは，入院中の栄養状態の低下をHAMと考えていきましょう．そして，栄養状態変化の評価の第一歩として，少なくとも週に1回は体重の測定を行うのと合わせて，食事摂取状況をこまめに確認することが大切だと思います．

　　特に体重と食事摂取状況については，入院中の高齢者を対象に，実測体重に対して25〜40 kcal/kg/日食事を摂れている人は死亡率が下がる[3] といったデータがあり，現時点での栄養状態の評価にも有用だと考えられます．ただ，「じゃあ，心不全などの治療で体重の変化がある人はどうなるんだ？」という声も聞こえてきそうですが，全くその通りで，なかなか1つの指標だけで判断するのが難しい，というのが実情です．

3 低栄養への介入をしよう

　　栄養量評価をすると，「評価をしてみたら，やっぱり栄養が足りなかった…でもなかなか食事が伸びないし…」という問題がよく出てきます．次は，低栄養の補正を行いつつ，食事が摂れない原因についても探っていきましょう！

1) 低栄養の原因を探ろう！

　　高齢者の食思不振の鑑別をゴロ合わせで "MEALS ON WHEELS"（表3）と覚えている方もいるのではないでしょうか．食べられない原因をとり除かないと，結局食事量は伸びませんし，低栄養の改善も見込めません．これらをもとに，後述する5Msアクションを考えていけるとよいです．

2) 改善しない低栄養を見極める

　　低栄養の原因検索は重要ですが，それが介入可能なものか評価することも重要です．例えば，悪性腫瘍による悪液質で余命が数日から1週間程度と予想される人に積極的な栄養投与を行うことは予後を改善させないばかりでなく，本人の負担になるだけの場合もあります．

3) 経口摂取できないときはどうする？

　　例えば，重度の嚥下障害や認知症などでどうしても経口摂取ができない，等で低栄養に対する介入を十分に行えない場合がありますよね．ESPENのガイドライン[9] では，経腸

表3　食思不振の鑑別の例 "MEALS ON WHEELS"

M	Medications	薬剤
E	Emotional probrems	抑うつ
A	Alcoholism, Anorexiatardive	アルコール依存，拒食症
L	Late life paranoia	老年期妄想
S	Swallowing disorders	嚥下障害
O	Oralfactors	義歯不適合，虫歯，口内炎
N	Nosocomial infections, No money	院内感染，貧困
W	Wandering and other dementia-related behavior	認知症などによる行動異常
H	Hypothyroidism, Hyperglycemia, Hyperparathyroidism	甲状腺機能低下，高血糖，副甲状腺機能亢進症
E	Enteric problems	吸収障害など
E	Eating problems	自分で食べられない
L	Low salt, Low cholesteroldiets	低塩食，低コレステロール食
S	Social problems	社会的問題

文献8を参考に作成.

栄養（経鼻経管栄養や胃瘻など）に関して，十分な経口摂取を確保するための介入にもかかわらず経口摂取が3日以上不可能と予想される場合や，1週間以上摂取エネルギーが必要エネルギー量の半分を下回ると予想される場合，予後が妥当な高齢者には経腸栄養を提供するべき，とあります．もちろん経腸栄養によるメリットが大きい場合は積極的に経鼻経管栄養などは考慮すべきですが，栄養投与によって痰が増え，誤嚥による肺炎をくり返す，なんてことになっては介入の意味がありません．いわゆる"引き際"の見極めも重要です．そのためにも，まずは**経口摂取できない原因をできる限り早く見極めること**が大切です．そして栄養方法選択に関しては医学的適応に加え，**本人の意向，その確認ができない場合は，家族等による推定意思を加味する**ことが重要なテーマとしてあります．

4）補食を活用していこう！

　食思不振のありなしにかかわらず，味付けの好み，見た目や風味に食事量は左右されえます[2]．なので，エンシュア®・Hなどの経口栄養剤を積極的にプラスしていけるとよいです．先述したESPENガイドラインにも，低栄養状態もしくは低栄養のリスクがある人には経口栄養剤を提供することが推奨されています[9]．エンシュア®を例にあげると，凍らせてエンシュア®アイスにしたり，コーヒーに混ぜてエンシュア®コーヒーにしたりと，患者さんの好みに合わせていろいろとアレンジできるのも経口栄養剤の強みです．経口栄養剤にもさまざまな種類があり，それぞれ成分や形状も違うため，どれを選べばよいかわからない…というときはぜひ栄養士さんにも相談してみてください．嚥下機能など，その患者さんの状態を踏まえたアドバイスがもらえますよ．

ここがポイント

食事量が足りないときは補食を積極的に活用しながら原因検索をしていこう!

5) 低栄養への介入のエビデンス

積極的な栄養サポートは入院合併症や死亡率を下げるが，うち9割は食事強化と経口栄養補助の工夫で十分なサポートができた[10]，という報告もあります．この研究では入院時に全患者から低栄養リスク患者を見つけ出し個別化した栄養サポートを定期的なモニタリングのもと行うというものでした．ここまで読んでもらった皆さんは，ふむふむと思ってもらったのではないかと思います．

4 5Msアクション

以上の解説をふまえ，冒頭の症例に対する評価，介入について5Msアクションに沿って考えてみましょう（表4）．

表4 症例（低栄養）の5Msアクション

Multicomplexity (多疾患・生活状況)	フォーカスすべき 4つのMs	すべての医療スタッフが 考慮すべきポイント
●栄養評価 ●本人の嗜好に合わせた食事調整 ●経口摂取が難しい場合の栄養投与方法の検討 ●並存疾患の評価：入院の原因ではない疾患が食思不振の背景にあることも ●口腔内環境の評価：齲歯や義歯の不適合はないか？（評価が難しければ歯科へのコンサルトも！） ●生活背景の把握：入院前の食形態や食事摂取量等の聞きとり ●フレイル評価	Mobility (身体機能)	●嚥下機能の評価：まずは改定水飲みテストなど，ベッドサイドでの評価を行う
	Mind (精神・心理的問題)	●うつの評価 ●認知機能の評価
	Medications (薬剤)	●食思不振の原因になる薬剤の確認と調整
	Matters Most (本人の価値観・ゴール)	●本人の嗜好聞きとり ●本人の栄養方法に関する価値観

症例のつづき

入院5日目．体温は平熱に戻った．必要エネルギーを再度評価し1,500 kcal食に変更したが2割程度しか摂取できず．本人は「このまま弱っていって家にはもう帰れないかもしれない」「消えてしまいたい」と不安を口にされている．入院時点の栄養評価では，MNA-SF5点（栄養状態良好，低栄養のおそれあり，低栄養の3段階評価のうち低栄養）であった．入院前から体重減少はあったようで，ここ3カ月で2 kgの体重減少があったという．入院時点のフレイルはCFS5，嚥下機能の低下や，義歯の不具合はなかった．また内服薬が食欲不振の原因である可能性は低い

と考えた．認知症評価のため行ったMMSE（mini-mental state examination）は28/30点と明らかな認知機能の低下もなかった．しかし，うつの評価（geriatric depression scale 15：GDS15）を行ったところ，15/15点でうつ病が疑われた．上級医とともに再評価を行い大うつ病の診断とし，急性疾患による食思不振に加えうつ病による食思不振を疑い，ミルタザピンの投薬を行った．よくよく話を伺うと少し前に旧友の死別があったという．また，本人・妻によると元気だった頃より，本人は「口から食事ができないときは，それはそれでよい」と話していたということから経口摂取で様子をみていく方針とした．アイスクリームが好物とのことであり，病棟栄養士と相談し，エンシュア®をアイスにして試してみることにした．

　入院10日目，体重は49.0kgであった．ミルタザピン開始後は徐々に活気が出てきて，エンシュア®アイスも気に入ったようで全量摂取できていた．その後，食欲も徐々に改善し，1,500 kcal食を9割（1,350 kcal/日）程度，エンシュア®（375 kcal）を摂取できるようになった．退院時点（入院16日目）での体重は49.5kgであった．退院後もエンシュア®を継続とした．自宅に退院できたことで安心できたようで，退院後はミルタザピンを中止しても食事が摂れており，体重も改善経過であった．

【薬剤の処方】
ミルタザピン（リフレックス®）1回7.5mg　1日1回　（就寝前）
エンシュア・H®1缶（250 mL，375 kcal）を3食に分けて摂取
（冷凍庫で凍らせてシャーベット状にして提供）

おわりに

　入院中はさまざまな原因で低栄養状態に陥る可能性がありますが，意識していないと「なんとなくご飯食べられてないけど病気も治ったし，まあいいか…」とスルーされがちです．ですが，適切な栄養管理をすることで，患者さんだけでなく，われわれ医療者側もさまざまなメリットが得られます．疾患の治療に加え，ぜひ栄養状態の評価も一緒に行ってみてください．

引用文献

1）Botero L, et al：Incidence and criteria used in the diagnosis of hospital-acquired malnutrition in adults：a systematic review and pooled incidence analysis. Eur J Clin Nutr, 77：23-35, 2023（PMID：35501387）

2）Cass AR & Charlton KE：Prevalence of hospital-acquired malnutrition and modifiable determinants of nutritional deterioration during inpatient admissions：A systematic review of the evidence. J Hum Nutr Diet, 35：1043-1058, 2022（PMID：35377487）

3）Katano S, et al：Energy intake during hospital stay predicts all-cause mortality after discharge independently of nutritional status in elderly heart failure patients. Clin Res Cardiol, 110：1202-1220, 2021（PMID：33399954）

4）Cederholm T, et al：GLIM criteria for the diagnosis of malnutrition-A consensus report from the global clinical nutrition community. Clin Nutr, 38：1-9, 2019（PMID：30181091）

5）東口高志：鈴鹿中央総合病院NST. Old & New, 1998

6）宮澤 靖：各種病態におけるエネルギー，基質代謝の特徴と，至適エネルギー投与量（高齢者および長期臥床患者）．静脈経腸栄養，24：1065-1070, 2009

7）厚生労働省：「日本人の食事摂取基準（2020年版）」策定検討会報告書. 2019
https://www.mhlw.go.jp/content/10904750/000586553.pdf

8）Morley JE & Silver AJ：Nutritional issues in nursing home care. Ann Intern Med, 123：850-859, 1995
（PMID：7486469）

9）Volkert D, et al：ESPEN practical guideline：Clinical nutrition and hydration in geriatrics. Clin Nutr, 41：
958-989, 2022（PMID：35306388）

10）Schuetz P, et al：Individualised nutritional support in medical inpatients at nutritional risk：a randomised
clinical trial. Lancet, 393：2312-2321, 2019（PMID：31030981）

Profile

田島富彦（Tomihiko Tajima）

名古屋大学医学部附属病院 老年内科
現在は大学で主に栄養についての研究をしています．今回のテーマ
（HAM）は世界的に見ても，実はまだほとんど研究が進んでいない分
野ではありますが，今回の記事が少しでも皆さんのお役に立てたなら
幸いです．

中嶋宏貴（Hirotaka Nakashima）

名古屋大学医学部附属病院 老年内科

当科ホームページ：
https://www.med.nagoya-u.ac.jp/geriatrics/

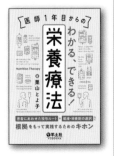

病棟での看取りの立ち居ふるまい

松本衣里

　研修医の先生にとって，看取りは経験することの少ない臨床現場かもしれません．しかし，看取りは，厚生労働省が示す臨床研修の到達目標のなかで，「Ⅱ 経験目標　C 特定の医療現場の経験　6）緩和ケア，終末期医療」に含まれています．看取りは「臨終の立ち会いを経験すること」として記載され，必修項目になっており[1]，研修期間中に，積極的に学ぶべき項目であろうと考えられます．到達目標としては，緩和ケアのなかに含まれていますが，緩和医療専門医はまだ少ないため（2023年4月時点 専門医336名），直接専門医から指導を受ける機会に恵まれない方も多いかと思います．また，現在日本には看取りに関して明確なマイルストーンがないことも指摘されています[2]．以上のような現状を踏まえ，こちらのコラムでは，研修医の先生が多く経験するであろう病棟での看取りについて，指導者がいない現場でも実践に生かすことができるようにエビデンスをふまえて一連の流れを表にまとめました．

　ふるまいのなかで，特に意識するべきことの1つに，ご遺体のケアがあげられます．ご遺体のケアへの十分な配慮は，家族の80％以上が満足することがわかっています[3]．具体的にはご遺体を生前と同じように扱うことです．「〜さん，今から胸の音を聞きます」というように声かけをしてから体に触れる，聴診後は衣服をもう一度整えるなど，**ご存命のときに当たり前に行っていたことを，ご遺体となられた後にも，行ってください**．

　臨終の立ち会いは，医師にとっては何度も経験するものですが，家族にとっては，唯一無二の大切な家族の死は非日常であり，忘れることができない人生の一場面です．適切な死告知の実践は，家族にとって一種の死別ケアとなる可能性があることも示唆されています[4]．表のように，臨終の場における基本的な立ち居ふるまいを身につけることは当然必要なことです．そのうえで，**忘れてはいけない大切なことは，「患者」から「ご遺体」へ，「患者家族」から「ご遺族」になられた方々の転換点に立っていることへの責任感と，患者への敬意を忘れないことでしょう**．

表 「看取り」の流れ

【死亡確認前の準備】

① 家族からの質問に答えられるようにカルテを把握して準備する.
　＊急変の場合：予測されていたことか，剖検や臓器提供の意思はあるか確認.

② 身だしなみを整える：白衣のボタンを留める，髪を整えるなど.

③ 適切な物品を用意する：瞳孔確認用のライト，聴診器，腕時計（腕時計があると好ましい.
スマートフォンより好ましいという報告がある[4]）.

④ 携帯・PHSはマナーモードにする. もしくはナースステーションに預ける.

⑤ 患者と家族の情報を収集する：疾患名，家族構成など.

⑥ 看護師と死亡状況を共有する：医師が必ずしも心停止時に立ち会っているとは限らないので，
心停止時の家族の様子についても看護師から情報収集を行う.

⑦ キーパーソンが来院しているかを確認する.

⑧ 年月日をスタッフとダブルチェックする.
　＊医療スタッフ同士の会話を家族が立ち聞きすることがないように声のボリュームやコミュ
ニケーションをとる場所に留意する[3].

【入室後】

① 挨拶：「主治医の〜です」 もしくは 「当直医の〜です」
　＊主治医ではなく，当直医の場合，「主治医の▲より，●さんの話は伺っておりました」と
入れるとよりよい.

② 導入：「これから，●さんの診察をさせていただきます」

③ 患者への声掛け：「●さん，胸の音を聞かせてください」「目に光を入れます」

④ 聴診：心音や呼吸音を聴くつもりで聴診器をしっかりと十分な長さ当てる.

⑤ 対光反射：しっかりと十分な時間光を当てる.

⑥ 衣服を直す：尊厳をもっていることが伝わる.

⑦ 家族説明：「●さんの診察をしました. 心臓の音，呼吸の音が聞こえず，目の光の反射を認
めませんでした.（腕時計を見る）〇年〇月〇日，〇時〇分，お亡くなりになりました」.

⑧ 退室：家族と看護師に声掛けする「私はこれで失礼します」，看護師へ「この後をよろしく
お願いいたします」.

【死亡確認後】

① 死亡時刻をカルテに記載する

② 死亡診断書を作成する

文献2〜6，および筆者経験より作成.

■ 引用文献

本コラムで紹介した論文には，細かな所作についても述べられています. ぜひ熟読してみてください.

1）厚生労働省：別添 臨床研修の到達目標.
　https://www.mhlw.go.jp/topics/bukyoku/isei/rinsyo/keii/030818/030818b.html（2023年7月閲覧）

2）Kessoku T, et al：Development of a list of competencies and entrustable professional activities for resident
　physicians during death pronouncement：a modified Delphi study. BMC Med Educ, 22：119, 2022
　（PMID：35193555）

3）Shinjo T, et al：Care for imminently dying cancer patients：family members' experiences and recommen-
　dations. J Clin Oncol, 28：142-148, 2010（PMID：19901113）

4）Mori M, et al：Which Physicians' Behaviors on Death Pronouncement Affect Family-Perceived Physician
　Compassion? A Randomized, Scripted, Video-Vignette Study. J Pain Symptom Manage, 55：189-197.e4,
　2018（PMID：28887269）

5 ）Bailey FA & Williams BR：Preparation of residents for death pronouncement：a sensitive and supportive method. Palliat Support Care, 3：107-114, 2005（PMID：16594435）

6 ）Kusakabe A, et al：Death Pronouncements：Recommendations Based on a Survey of Bereaved Family Members. J Palliat Med, 19：646-651, 2016（PMID：27182823）

■ 参考文献・もっと学びたい人のために

1 ）Kiyofumi Oya：看取りの立ち振る舞いに関するビデオ学習 scene1． YouTube
https://www.youtube.com/watch?v=2FlmO1kcO0Y

2 ）Kiyofumi Oya：看取りの立ち振る舞いに関するビデオ学習 scene2． YouTube
https://www.youtube.com/watch?v=70nNv1IOm4Y&t=2s
　　↑文献1，2：YouTube での動画学習に役立つコンテンツを紹介します．Scene1 と Scene2 ではふるまい方が異なります．比較しながら，具体的なふるまい方を動画で見ることで，実際に体を動かして練習してみてください．

3 ）「死亡直前と看取りのエビデンス 第2版」（森田達也，白土明美／著），医学書院，2023
　　↑看取りのエビデンスを学びたい方への推奨本です．

Profile

松本衣里（Eri Matsumoto）

医療法人社団孔和会 松本内科・眼科
King's College London Palliative Medicine MSc Candidate
緩和医療専門医，内科認定医．僻地でも過ごしたいように過ごせる医療提供をめざし，熊本県天草市で，プライマリケアと緩和医療を提供しています．また，大学院にもオンラインで在籍して学びを重ねています．

当法人ホームページ：
https://matsumotonaikaganka.jp/

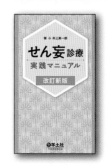

特集

Column ❷

社会サービス
病棟診療でこれだけは知っておこう

石上雄一郎

● はじめに

読者のなかには「社会サービスって医者の仕事なの？」と思う人もいるかもしれません．このようなケースを見たことはないでしょうか？

> **ケース**
>
> 認知症が進行しADL低下した80歳男性．家で転倒し救急搬送された．救急隊の情報だと家はいわゆるゴミ屋敷の状態となっていた．今までは「困ってないから大丈夫」と言い，周囲のサポートをずっと断ってきたような患者であった．胸腰椎X線写真では明らかな骨折はなく，入院の必要はない．家族は入院させてほしいと言っている．このまま家に帰していいのだろうか？
> もし家に帰ったら，また転倒するかもしれないし，本人はサポートを受けないと言うだろう．この患者は社会福祉につながることができない．しかし，担当医が社会福祉の知識をもっていたら，患者はセルフネグレクトの状態であり，介護保険や周囲のサポートを提案するチャンスだととらえ，社会福祉士に相談するだろう．

医療従事者にとって，目の前の"困った人"は"何か困りごとを抱えている人"であり，社会サービスにつなげる努力をすることが重要です．社会福祉について完全に知っておく必要もなければ，社会福祉士の資格をとる必要もありません．医師や看護師が**基本的な社会福祉のことを少し知っていれば専門家につなぐ**ことができます．研修医にとってのゴールは専門家に早期から連携するための知識を得ることだと筆者は考えます．

社会福祉と一口にいっても，扱われる範囲は非常に広いです．ここでは，病棟診療を行ううえで最低限知っておいた方がいい基本的な社会福祉と専門的な社会福祉を分けます（図）．急性期医療現場では，まずは ① **高齢者の福祉**と，② **身寄りがない人の福祉**の基本を知っておくとよいでしょう．

❶ 高齢者の福祉

おおまかに「介護保険」「地域包括支援センター」の2つを知っておくとよいでしょう．入院する高齢者は35％でADLが低下します．また，せん妄の発症や認知機能の低下が知られており，入院をきっかけに介護が必要となる患者さんは多いです[1]．実診療では，以下の2項目が生活に大きくかかわると思われます．

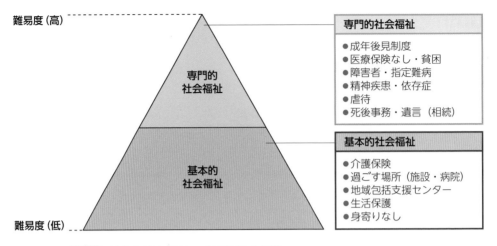

難易度（高）

専門的
社会福祉

基本的
社会福祉

難易度（低）

専門的社会福祉

● 成年後見制度
● 医療保険なし・貧困
● 障害者・指定難病
● 精神疾患・依存症
● 虐待
● 死後事務・遺言（相続）

基本的社会福祉

● 介護保険
● 過ごす場所（施設・病院）
● 地域包括支援センター
● 生活保護
● 身寄りなし

図 基本的社会福祉と専門的社会福祉
筆者が独自に作成．緩和ケアでは「基本的緩和ケア」と「専門的緩和ケア」を
分けているが，社会福祉も同様の形に分け図示した．

① 認知症があるか？
　→認知症と診断されているか？ まだの場合は，認知機能低下の程度により認知症
　　の検査や診断が必要となります．
② ADL が自立しているか？
　基本的な ADL（BADL）：歩行・トイレ・食事・入浴・着替え
　→できていなければ，自宅での生活継続ができないでしょう．
　手段的な ADL（IADL）：服薬管理，買い物，金銭管理，掃除，車の運転，食事の準備
　→できていなければサポートなしでの独居は難しいでしょう．

　家に安全に帰れるかどうかがこの2つの項目である程度見通しが立つと思います．そし
て介護や周囲のサポートが必要な状況であれば，介護保険の認定手続きを行います．病棟
診療でも主治医意見書を書くことがあると思います．市町村の調査員の認定調査と主治医
意見書の内容からコンピューターおよび介護認定審査会で介護度の判定が行われます．ど
の程度，介護に手がかかるのかを表すのが，介護度（要支援1～2，要介護1～5）です．
その判定を元にケアマネージャーが介護のケアプランの計画を個別に立てていきます．厚
労省によると介護サービスには6つの機能があります[2]．

1. 介護サービスの利用にかかる相談，ケアプランの作成
2. 自宅で受けられる家事援助等のサービス
3. 施設などに出かけて日帰りで行うサービス
4. 施設などで生活（宿泊）しながら，長期間または短期間受けられるサービス
5. 訪問・通い・宿泊を組合わせて受けられるサービス
6. 福祉用具の利用にかかるサービス

これらの介護サービスを組合わせて生活を支援していきます．

　また介護サービスを使う手前の方やそれ以外の困りごとについては地域包括支援センターにつなぐという手もあります．地域包括支援センターは高齢者・介護のよろず相談所としてうまく活用してほしいです．例えば，介護保険はまだ利用されていないが，1人での生活が不安なときや高齢者の虐待が疑われるときに相談するといいでしょう．

---

memo：どのように施設やサービスを学習するか？

　施設やサービスの種類の一覧を見ても，イメージがわかないし，暗記してもすぐ忘れてしまいます．そこで筆者のおすすめの勉強法を紹介します．

① 患者さんがどの施設からやってきたのか？ 在宅医療や地域研修で回る施設がどんな施設か施設の種類を検索して調べる．

② 健康長寿ネット（https://www.tyojyu.or.jp/net/：公益財団法人長寿科学振興財団）で施設の役割を調べる．

　この方法を実践すると地域の福祉リソースを知りつつ，施設，制度にも徐々に詳しくなります．患者さんと紐づけてエピソード記憶からはじめるのがよいでしょう[3]．また，病院で出会う福祉系の職種についても職種の役割はある程度は知っていた方がよいでしょう（表）．

表　病院で出会う福祉系職種

社会福祉士 （ソーシャルワーカー）	医療，教育，福祉，介護などの業界で，日常生活で困っている人へ相談員として支援を行う．
介護支援専門員 （ケアマネジャー）	介護保険の利用者に対して介護度に合わせたケアプランを作成する．
介護福祉士（国家資格） ヘルパー（資格なし） 介護士（総称）	介護現場で高齢者や障害者のサポートを直接行う．
ケースワーカー	児童，障害者，高齢者，母子家庭，貧困で困っている人など福祉による支援を必要とする人をサポートする．公務員．

---

❷ 身寄りがない人の福祉

　現在，日本において高齢の独居の患者さんがどんどん増えており，2023年には孤独・孤立対策推進法が成立し，2024年から施行されます．社会的孤立は社会の問題であり，医療現場でも既存のシステムでは問題が起こっています．通常，家族が行ってきた機能として身元保証があります．身元保証人がいないことを理由に入院を拒否してはならないと通達がありますが，実際には受け入れを断られるケースがまだあります[4]．

　身寄りがない患者さんの治療をどこまで行うのがいいのか？ と悩むことがあると思います．これは厚労省の『人生の最終段階における医療・ケアの決定プロセスに関するガイドライン』[5] を参考にするとよいでしょう．本人が意思が確認できない場合，家族など (親しい友人を含む) が本人の意思を推定します．もし推定できない場合や家族がいない場合は，医療チームで本人にとっての最善の方針を慎重に判断することになります．成年後見制度による後見人がキーパーソンである場合も同様です．後見人は医療同意はできないためで

す．後見人は具体的には財産管理（預貯金の管理，相続手続など）や身上保護（介護・福祉サービスの利用契約や施設入所・入院の契約など）が仕事です．ただし，後見人が家族などの役割として本人の意思を推定できることもあります．後見人に本人が病気になる前は，どのような人だったか？ を聞くことはでき，治療方針に役立てることができるでしょう[5]．

● おわりに

　最後に社会福祉のマインドセットとして，"言葉"に注意をしたいところです．社会的背景が複雑であったり，治療者を困らせるようなコミュニケーションがあると，陰性感情が湧くことがあるかもしれません．"自分勝手""自業自得""病識がない""税金の無駄遣いだ…"という心無い言葉を現場で使わないようにしましょう．貧困に至る理由はさまざまです．理由を聞いてみると，親やパートナーからの虐待，いじめなどの避けられない逆境が原因のケースもあり，必ずしも怠けていることが原因ではありません．医療現場での何気ない一言が積み重なって，誤った考えが医療者に刷り込まれていき，生きにくい分断した社会をつくっていくことはとても残念です．

　自分たちでは想像がつかない背景をもっているかもしれず，敬意をもって，理解しようと接することが大切だと筆者は考えます．

〈まとめ〉

①目の前の"困った人"は"困りごとを抱えている人"であり，社会福祉につなげよう
②高齢者の福祉では，「介護保険」「地域包括支援センター」について知ろう
③身寄りのない人の意思決定支援はガイドラインに沿って行う．後見人は医療同意はできない
④言葉には気をつけ，敬意をもって理解しようと接する

■ 引用文献

1）Covinsky KE, et al：Loss of independence in activities of daily living in older adults hospitalized with medical illnesses：increased vulnerability with age. J Am Geriatr Soc, 51：451-458, 2003（PMID：12657063）
2）厚生労働省 介護事業所・生活関連情報検索：公表されている介護サービスについて.
https://www.kaigokensaku.mhlw.go.jp/publish/
3）長寿科学振興財団 健康長寿ネット：高齢者を支える制度とサービス.
https://www.tyojyu.or.jp/net/kaigo-seido/index.html
4）厚生労働省：身元保証人等がいないことのみを理由に医療機関において入院を拒否することについて．医政医発0427第2号，2018
https://www.mhlw.go.jp/content/000516183.pdf
5）厚生労働省：人生の最終段階における医療・ケアの決定プロセスに関するガイドライン．2018
https://www.mhlw.go.jp/file/04-Houdouhappyou-10802000-Iseikyoku-Shidouka/0000197701.pdf

Profile

石上雄一郎（Yuichiro Ishigami）

飯塚病院 連携医療・緩和ケア科
目の前で困っている人に対してなんでもできるようになりたいという
思いで救急医になりました．いろいろな経験のなかで救急だけでは目
の前の人を助けられないのではないかと思うようになり緩和ケア・社
会福祉を学ぶことにしました．救急外来やICUでも緩和ケアのスキ
ルはとても重要だと考えています．CureもCareもできる医師が増
えることを願っています．急性期からの緩和ケアや社会福祉に興味が
ある方はぜひご連絡ください．
Facebook：https://www.facebook.com/ishigami.yuichiro
X（旧Twitter）：https://twitter.com/qqkanwa

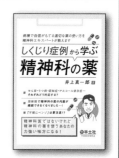

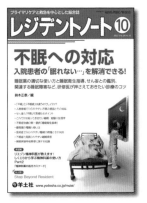
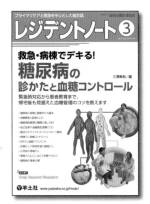
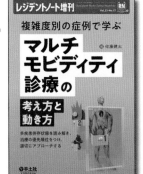

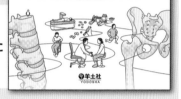
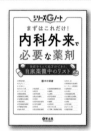
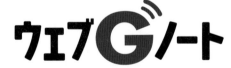
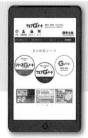

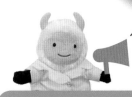

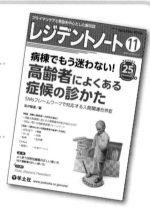
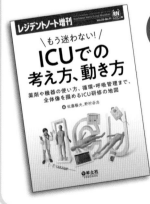

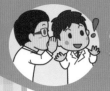

第80回　RCPCをやってみよう

松本　剛

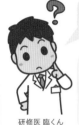

前回の検査データはどうやってみていけばよいのでしょうか.

RCPCで検査値を解釈する方法に特に決まりはないんだよ. 決まった順番で見落としなくルーチン検査を解釈することが大切なんだ. 今回は13ステップでルーチン検査を解釈する方法で検査データを見てみよう.

研修医 臨くん

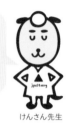

けんさん先生

 ## 解　説

● 前回のおさらい：RCPCとは？

　前回・連載79回（2023年10月号）では，患者さんの病態把握のために行うルーチン検査と，それを学ぶ手法であるreversed clinicho-pathological conference（RCPC）について解説したよね. 今回は，前回提示した「背部と左下肢の痛みを主訴に転院してきた40歳代男性の検査値」の解釈を考えてみよう！ 検査値一覧は表1をみてね.

● 13ステップでのRCPC

　ルーチン検査を解釈する方法として13ステップで見ていく方法があるよ（表2）. **全身状態から各臓器の病態と検査値を順番に解釈することで見落としなく，データを解析することができるんだ.** その方法が唯一の方法というわけではないけど，RCPCをはじめて行う場合には比較的わかりやすい方法だから，今回は13ステップでの解釈を行ってみよう.

❶ 栄養状態

　栄養状態はアルブミン，総コレステロール，コリンエステラーゼで判断するよ. 栄養不良の患者さんでは材料が足りていないため，これらすべてが低値となるんだ. 逆に，どれか1つでも基準範囲内であれば材料は足りていると判断できる. 本症例ではアルブミンは低値だけど，総コレステロールが80病日前および第1病日で基準範囲内であり，栄養状態は悪くないと判断できるね.

❷ 全身状態の経過

　全身状態の経過はアルブミンと血小板で判断するよ. アルブミンは単純に上昇すれば全身状態は改善しているといえるよ. 血小板は炎症があると上昇するため，上昇すれば改善とはいえないけど，少なくとも基準範囲以下の血小板が基準範囲内に上昇すれば全身状態は改善していると考えられる. 本患者では，アルブミンと血小板はともに第4病日までに改善傾向はみられないね.

表1 背部と左下肢の痛みを主訴に転院してきた40歳代男性の検査値

採取日	−80病日	第1病日	第2病日	第2病日	第3病日	第4病日	第5病日	基準範囲
採取時間	10:00	18:30	3:00	6:00	6:00	6:00	6:00	
TP	6.7	6.0	4.6	5.1	5.7	5.6		6.6〜8.1 g/dL*
ALB	3.5	3.0	2.3	2.5	2.5	2.3	2.0	4.1〜5.1 g/dL*
UN	29.0	27.1	31.2	34.1	51.7	62.1	62.5	8.0〜20.0 mg/dL*
Cre	2.03	2.98	3.77	4.21	6.95	7.25	7.07	0.65〜1.07 mg/dL*
UA	10.6	11.3	11.1		12.0	9.6		3.7〜7.8 mg/dL*
TC	202	198						142〜248 mg/dL*
AST	22	23	31	44	44	24	17	13〜30 U/L*
ALT	27	23	25	31	44	35	26	10〜42 U/L*
γGT	51	64	46	53	51	48	51	13〜64 U/L*
T-bil	0.80	1.17	1.29	1.37			0.94	0.40〜1.50 mg/dL*
D-bil			0.39					0.10〜0.40 mg/dL
ALP	256	226	169	192			232	106〜322 U/L*
LD	298	378	678	931	1,335	1,160	933	124〜222 U/L*
CK	240	270	305	483	1,046	440	188	59〜248 U/L
AMY	59		90	114	73	50	113	44〜132 U/L*
Na	140	138	137	139	139	138	137	138〜145 mmol/L*
K	4.3	3.8	5.7	4.7	5.1	4.3	4.2	3.6〜4.8 mmol/L*
Cl	107	106	107	106	106	104	104	101〜108 mmol/L*
CRP		0.32	1.46	2.91	25.23	35.89	27.71	0〜0.14 mg/dL*
プロカルシトニン		0.09						<0.50 ng/mL
BNP		1,442.9						
WBC	5.5	15.6	11.5	11.5	26.8	21.0	13.6	3.3〜8.6×10^3/μL*
NUT%	62.4	90.5	80.7	84.7	89.3	88.5	85.8	41.8〜75.0%
LYM%	23.4	5.1	10.8	6.9	3.7	4.0	5.0	18.5〜48.7%
MON%	7.1	3.7	8.0	8.0	6.8	6.8	7.3	2.2〜7.9%
EOS%	6.2	0.3	0.2	0.1	0.0	0.4	1.5	0.4〜8.7%
BAS%	0.9	0.4	0.3	0.3	0.2	0.3	0.4	0.2〜1.5%
RBC	5.84	5.88	4.79	5.07	5.27	5.20	4.79	4.35〜5.55×10^6/μL*
Hb	17.1	16.7	13.7	14.6	15.5	15.0	13.8	13.7〜16.8 g/dL*
HCT	51.1	52.6	42.5	45.0	47.2	46.6	42.1	40.7〜50.1%*
MCV	87.5	89.5	88.7	88.8	89.6	89.6	87.9	83.6〜98.2 fL*
MCH	29.4	28.4	28.6	28.8	29.4	28.8	28.8	27.5〜33.2 pg*
MCHC	33.5	31.7	32.2	32.4	32.8	32.2	32.8	31.7〜35.3 %*
PLT	218	199	169	179	190	175	172	158〜348×10^3/μL*
PT	12.4	11.5	12.6	12.3	13.1	14.0	13.6	
PT-INR	1.0	1.0	1.1	1.1	1.2	1.3	1.2	0.85〜1.15
APTT	28.3	25.6	30.0	26.6	27.9	36.0	33.3	23.0〜38.0秒
FIBG		264	216	256	541	692	659	180〜350 mg/dL
Dダイマー	0.8	6.0	3.2	3.4	4.8	7.1	7.7	0〜1.0 μg/mL

＊：共用基準範囲，その他：信州大学基準範囲

❸ 細菌感染症の有無

細菌感染症は感染巣で好中球が消費されていると考えるとわかりやすいよ. 消費された好中球を補うためにまずは肺や肝臓にプールされている好中球が血中に移動するけど, それでも補えない場合には骨髄から好中球が供給される. 骨髄の好中球も足りなくなると, 骨髄での好中球産生が亢進する. その際に幼弱な好中球が血中に供給され左方移動が起こる. つまり左方移動は好中球の消費を反映しているため, 細菌感染症のサインといえるんだ.

本症例では血液像がみられていないため左方移動は評価ができないね. CRPが第4病日まで上昇しており, 炎

表2 13ステップでのルーチン検査の解釈

検査値を読むステップ	主な検査項目
① 栄養状態	ALB, TC, ChE
② 全身状態の経過	ALB, PLT
③ 細菌感染症の有無	WBC, 血液像, PLT, CRP
④ 細菌感染症の重症度	WBC, 血液像, PLT, CRP
⑤ 敗血症の有無	WBC, 血液像, PLT, CRP, 凝固
⑥ 腎臓の病態	UN, Cre, UA, 尿検査
⑦ 肝臓の病態	AST, ALT, ALB, TC, ChE, 凝固検査, T-bil, NH3
⑧ 胆管・胆道の病態	γ GT, ALP, T-bil, D-bil
⑨ 細胞傷害	LD, AST, ALT, CK, AMY
⑩ 貧血	Hb, MCV, 網赤血球, ハプトグロビン
⑪ 凝固・線溶の異常	PT, APTT, FIBG, Dダイマー, PLT
⑫ 電解質異常	Na, K, Cl, Ca, P
⑬ 動脈血液ガス	PaO_2, $PaCO_2$, pH, HCO_3^-, Na, Cl

症を起こす病態は第1病日以降に発症したと考えられるよ. CRPが高値となっているのに比べて, 白血球数は減少がなく, 好中球の消費を伴っていないよね. よって細菌感染症の可能性は低く, また細菌感染症であっても重症ではないと考えられるんだ.

❹ 細菌感染症の重症度

重症細菌感染症では高度左方移動やそれに伴って好中球の減少が認められることが多いよ. 上記の通り, 少なくとも重症細菌感染症は否定的だね.

❺ 敗血症の有無

敗血症では細菌感染症に加え, 血管内の炎症に伴う凝固異常を認めることが多いよ. 上記の通り, 敗血症は否定的だね.

❻ 腎臓の病態

腎機能の評価は主にクレアチニンで行うよ. クレアチニンから糸球体濾過量を推定するんだ. 本患者ではもともと腎機能障害があったけど, 今回の入院時にはさらなる増悪を認めているね.

❼ 肝臓の病態

肝臓の病態は, 肝細胞傷害・肝合成能・肝代謝能に分けて考えるとわかりやすくなるよ. 肝細胞傷害はALTやAST など肝逸脱酵素で判断できる. 肝合成能は肝臓で合成される蛋白などに注目しよう. ただし栄養状態や炎症の影響も受ける点は注意が必要だね. 肝代謝能はビリルビンやアンモニアで評価をするけど, ビリルビンは溶血や胆道閉塞でも上昇する. 本患者では軽度の肝細胞傷害を認めているね. アルブミンは低値だけど, フィブリノゲンを含めて凝固系に問題はなく凝固因子は合成されている. ビリルビンは軽度上昇しているけど一過性であり肝代謝能の障害とは考えにくいね.

❽ 胆管・胆道の病態

胆汁うっ滞があれば, ALPやγ GTが上昇し, 胆道が閉塞すれば直接ビリルビンが上昇する.

本患者では一過性の間接ビリルビン優位のビリルビン上昇を認めるけど，ALPとγ GTは上昇していないから，胆汁うっ滞よりは溶血を考えよう．

❾ 細胞傷害

細胞傷害は逸脱酵素から判断するんだ．比較的臓器特異性の高い逸脱酵素と，そうでない逸脱酵素を組み合わせて考えよう．本症例は入院時に軽度の骨格筋傷害（CK上昇）を認めている．入院後にはさらなる骨格筋傷害と，軽度の肝細胞傷害があると考えられるね．

❿ 貧血

貧血はヘモグロビンの変動とMCVから原因を考えるよ．本患者は明らかな貧血はないものの，第2病日のヘモグロビン低下，間接ビリルビン上昇，LD/AST比高値から溶血があった可能性は考えられるね．

⓫ 凝固・線溶の異常

凝固・線溶はPT，APTTなどで判断する．本患者は第1病日にDダイマーの上昇があり，血栓形成が考えられるよ．フィブリノゲンは第3病日以降上昇傾向だけど，CRPと同じ動きをしている点に注目すると，凝固系の問題ではなく炎症を反映しての上昇と考えられるね．

⓬ 電解質異常

本患者では明らかな電解質異常は認めない．腎機能増悪している点とは合わないと考えられ，透析も考慮しよう．

⓭ 動脈血液ガス

動脈血液ガス分析は酸素化能と酸塩基平衡に分けて考える．本患者では動脈血液ガス分析検査は行われているけど，検査値の一覧では省略したよ．実際には入院時から低酸素血症と，呼吸性アルカローシス＋アニオンギャップが開大する代謝性アシドーシスを認めていたんだ．

● 検査値からのまとめ

検査値からは入院時に骨格筋傷害と腎障害の増悪，血栓形成が主な病態となる．BNP高値もあり，心不全も合併しており，低酸素血症の原因とも考えられるね．入院後には炎症反応の上昇と，さらなる骨格筋傷害を認めるよ．また溶血の可能性も考えられるんだ．

ルーチン検査から患者さんの病態を考えたよ．次回（2023年12月号）は症例を確認して，ルーチン検査から考えた病態と比較をしてみよう．

参考文献　1）「検査値を読むトレーニング」（本田孝行/著），医学書院，2019

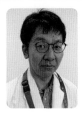

今月のけんさん先生は…
信州大学医学部附属病院 臨床検査部の松本　剛でした！
週に1回，救急車対応をしています．救急対応では最初にライン確保と血液検査をすることが多いのですが，その際にルーチン検査の解釈はとても役立っています．

日本臨床検査医学会・専門医会 広報委員会：
五十嵐 岳，上養義典，江原佳史，尾崎 敬，木村 聡，久川 聡，後藤和人，千葉泰彦，常川勝彦，西川真子，藤井智美，増田亜希子

日本臨床検査医学会
Japanese Society of Laboratory Medicine

日本臨床検査専門医会

臨床検査専門医を
目指す方へ

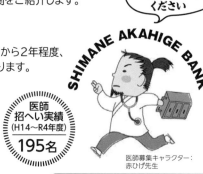
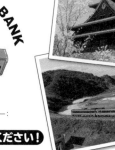
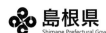
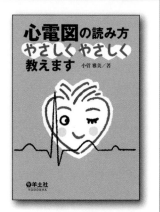

第8回 体温と心電図

森田　宏（岡山大学学術研究院医歯薬学領域 先端循環器治療学），杉山洋樹（岡山済生会総合病院 内科）

▶ はじめに

今回は体温と心電図の関係をみてみましょう．

症例1 左肩・胸の痛みで受診した68歳男性

【主訴】左肩痛・胸痛・息切れ

【現病歴】68歳男性，2〜3日前から37℃くらいの軽度の発熱，左肩の痛みを感じていた．消炎鎮痛薬を内服し就寝したが，午前3時頃，左肩痛が強くなり覚醒，息切れも感じるようになった．しばらく様子を見ていたが改善せず，午前7時に当院を受診した．息を大きく吸うと胸が痛く，息苦しい感じがある．

【既往歴】高血圧，閉塞性肺疾患．今年の健診で心電図の異常は指摘されなかった．

【家族歴・嗜好】家族歴は特記事項なし，喫煙：10本/日，飲酒：日本酒2合/日

【外来受診時バイタル】血圧142/98 mmHg，呼吸数30回/分，脈拍数92回/分（整），SpO_2 97 %（室内気），体温37.4℃で，意識は清明．

呼吸音は正常，胸骨左縁4〜5肋間付近で，収縮期から拡張期にかけて雑音を聴取した．胸部X線写真は心胸郭比44.8 %，肺野にうっ血は認めなかった．血液検査の異常所見はCRPと白血球の軽度上昇のみで，心筋逸脱酵素の上昇はみられなかった．心エコーでは左室機能は良好で，壁運動異常や有意な弁膜症はなく，軽度の心嚢液貯留を認めた．救急外来受診時の心電図を図1に示す．

▶ 心電図の所見は何か？

救急外来受診時の心電図は心拍数85回/分（RR間隔0.7秒），整でP波は正常波型と考えられ，洞調律です．PQ間隔が0.22秒と延長しています．QRS幅は0.78秒で正常範囲です．QRS軸は＋58°で正常軸を示します．移行帯はV4〜V5誘導の間となっていますが，QRS波形の異常は認めません（図2）．

PQ間隔延長がみられ，1度房室ブロックと診断されます．I，II，III，aVF，V2〜V6誘導で下に凸のST上昇を認めます（図2➡）．鏡像変化によるST低下はみられません．PR部分（P波とQRS波の間の水平部分）は基線より低下しています（図2➤）．

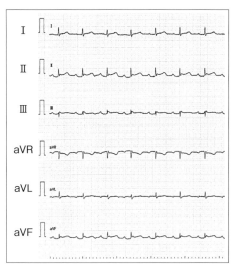
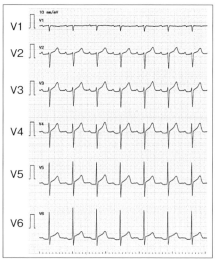

図1 ● 症例1：救急外来受診時の心電図

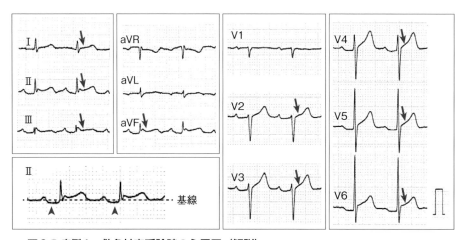

図2 ● 症例1：救急外来受診時の心電図（解説）
洞調律で，PQ間隔が延長し1度房室ブロックがみられる．四肢誘導，胸部誘導とも広範な誘導でST上昇（➡）がみられる．PR部分は基線より低下している（➤）.
＊PQ間隔正常値：0.12〜0.2秒
＊移行帯：胸部誘導のR波とS波の比はV1では小さく（rS型），V5〜V6にかけてしだいに大きくなる．通常R波とS波の比が1：1となるのはV3〜V4誘導付近で，これを移行帯という．移行帯がV2付近となる場合を反時計方向回転，V5誘導付近となる場合を時計方向回転という．QRS波形の異常を伴わなければ病的意義はない．

▶ 胸痛，ST上昇の原因は何が考えられるか？

ST上昇がみられるため，鑑別として急性心筋梗塞の有無が最も重要となります．そのほかには冠攣縮性狭心症，心室瘤，急性心膜炎，Brugada症候群，左脚ブロックや左室肥大などがあります．急性心筋梗塞（図3A）は心エコー，血液検査所見から可能性は低く，また心電図でST上昇が広範前壁（V2〜V6），下壁（Ⅱ，Ⅲ，aVF），高位側壁（Ⅰ）と広範囲でみられ，鏡像

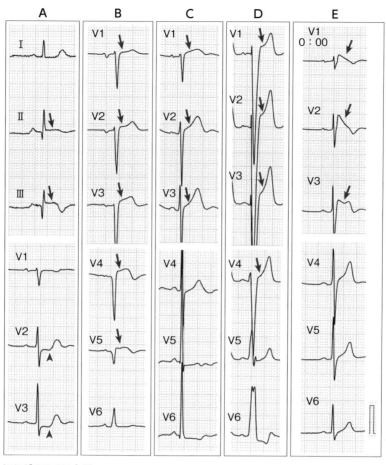

図3 ● さまざまなST上昇

A）急性心筋梗塞：下壁誘導でST上昇がみられ（━▶），V2～V3で鏡像変化によるST低下がみられる（➤）.

B）心室瘤：V1～V3にかけて小さいr波（R波漸増不良），V4～V5がQS型となっている．同部位でのST上昇を認める（━▶）.

C）左室肥大：V5～V6で高電位，ST低下を認める．rS型のV1～V3でST上昇がみられる（━▶）.

D）完全左脚ブロック：幅の広いQRS波形で，V5～V6でノッチのある大きなR波を呈している．rS型のV1～V4でST上昇がみられる（━▶）.

E）Brugada症候群：V1～V2でcoved型，V3でsaddleback型ST上昇を認める（━▶）.

変化によるST低下がみられません．冠攣縮性狭心症は一過性の冠攣縮により起こり，急性心筋梗塞と同様のST上昇がみられますが，時間経過から否定的です．心室瘤は心筋梗塞後に心室壁が菲薄化し，収縮期に外方に突出するもので，通常は異常Q波がみられる誘導でST上昇が起こります（**図3B**）．左室肥大（**図3C**）や完全左脚ブロック（**図3D**）などでST上昇がみられることがありますが，通常QRS波形がrS型の誘導でみられます．Brugada症候群では右側胸部誘導でのcoved型波形が特徴です（**図3E**）．よって**症例1**は自覚症状，心エコー，採血，聴診所見を合わせて，急性心膜炎と診断されます．

　急性心膜炎はウイルス性の場合，数日前に感冒様症状を伴うことがありますが，原因がはっきりしないことも多いです．自覚症状としては吸気で増悪する胸痛で呼吸苦や咳を伴うことも

あります．身体所見では微熱，頻脈となり，聴診では心膜摩擦音が特徴的です．心膜摩擦音は前収縮期から拡張期にかけて聴取される雑音で，典型的な場合は機関車様雑音（locomotive murmur）といわれます．心電図は図2でみられる所見が特徴で，心筋梗塞のように鏡像変化によるST低下はみられません．心囊液の貯留と1〜2割の症例で心筋炎を合併するため，心エコーの経過観察が必要です．基本治療は安静，非ステロイド系の消炎鎮痛薬が用いられます．最近ではコルヒチンも使用されますが，保険適用外使用となります．15〜30％の症例で再発を認めることがあります．

診断 　急性心膜炎

症例2 　発熱・意識障害をきたした10歳女児

【主訴】発熱，意識障害

【現病歴】2日前から発熱があり（37.7℃），近医で消炎鎮痛薬，抗菌薬を処方された．翌日は比較的調子よかったが，2日後の朝から38.6℃の発熱，気分不良・嘔吐・下痢があり，トイレに行ったところで意識消失，転倒した．父親が気づき，救急要請した．

【既往歴】特になし，小学校入学時の検診の心電図では異常なし（図4A）．

【家族歴】特になし．

来院時，脈拍触知せず，手足に力が入らず，チアノーゼ，眼球上転していた．血液検査ではRBC 333万/μL，Hb 9.9 g/dL，Ht 29.9％，WBC 14,940/μL（Sg 39.5％，St 41.5％，Ly 13.5％，Mono 1.5％，Eos 0％，Bas 0％），ALT 746 U/L，AST 275 U/L，CK 940 U/L，CK-MB 151 U/L，Troponin-T 3.420 ng/mL，BNP 204.6 pg/mL．心エコーでは全周性に左室壁が厚く（12 mm程度），収縮性が低下していた（EF 10％）．学校検診時の心電図，搬送時心電図，除細動後の心電図を図4A〜Cに示す．

▶ 心電図の所見は何か？ またその原因は？

V1〜V3を拡大して示します（図5）．図5Aの学校検診時はV1〜V3で陰性T波がみられますが，小児ではしばしばみられる所見で，異常ではありません．図5Bの救急搬送時ですが，幅の広いQRS（0.2秒）の頻拍です．QRSのはじまりと終わりの同定が難しいですが，QRSのノッチの形などから図5B，Cに示したようなQRS幅（◄─►）が考えられます．P波もみられず，異常なQRS波形から心室頻拍と考えられます．図5Cは除細動後でかろうじてP波（➤）みられ，洞調律と思われます．QRS幅は0.25秒と著明な延長を示し，右脚ブロックとも左脚ブロックともいえない波形となっており，心室内伝導障害と診断します．QRSに引き続き，ST上昇（➡）がみられます．

これは急性心筋炎の重症型である劇症型心筋炎の心電図です．心筋炎では軽度のST-T変化から，QRS幅の延長，左脚ブロック，異常Q波を呈することがあり，高度房室ブロックや心室頻拍・心室細動まで多彩な心電図変化・不整脈をきたし，心電図変化が強いほど予後が不良と

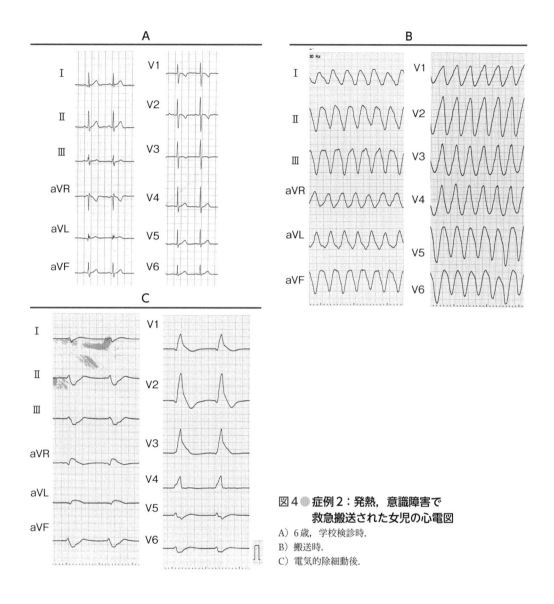

図4 ● 症例2：発熱，意識障害で
救急搬送された女児の心電図

A）6歳，学校検診時.
B）搬送時.
C）電気的除細動後.

されています．血液検査では心筋逸脱酵素の上昇，白血球上昇，貧血がみられます．心エコーでの壁肥厚は炎症による心筋浮腫と考えられます．

診断 ▶ 急性心膜炎（劇症型心筋炎）

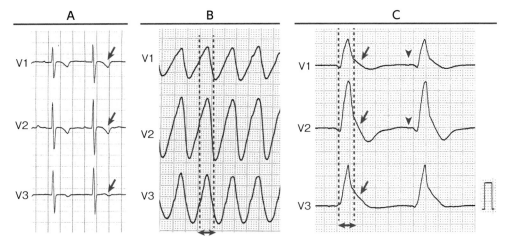

図5 ● 症例2：発熱，意識障害で救急搬送された女児の心電図（解説）

A）6歳，学校検診時：V1〜V3の陰性T波は健常小児でしばしばみられる（➡）.

B）搬送時：幅の広いQRS波形を呈する頻拍で，心室頻拍と考えられる.

C）電気的除細動後：洞徐脈でQRS幅が延長し（⬌），心室内伝導障害で，ST上昇（➡）がみられる.

症例3 発熱，上気道炎症状の61歳男性

【現病歴】61歳男性，急性気管支炎，38℃の発熱で受診．血液検査では白血球，CRP上昇以外は特に異常は認めない．受診時と解熱後の心電図を図6に示す.

▶ 心電図の所見は何か？ またその原因は？

　　図6Aは発熱時の心電図で，心拍数が120回/分と洞頻脈を認めます．QRS電気軸は−28°で軽度の左軸偏位を示し，V1〜V3でcoved型のST上昇を認めます（図7A）．急性心筋梗塞や心膜炎は鑑別にあがりますが，血液検査や心エコーで異常がみられなかった場合，発熱誘発性Brugada症候群と考えられます．解熱後の心電図ではST上昇が消失し，正常化しています（図7B）．発熱時のみBrugadaを示す例でも経過中に1％程度に心室細動が起こるとされており [1]，発熱で心電図変化を示す場合は，早めに消炎鎮痛薬の内服をすすめます.

診断 　発熱誘発性Brugada症候群

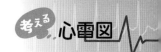

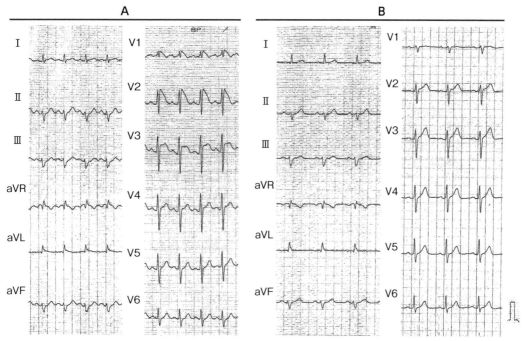

図6 ● 症例3：発熱による心電図変化

A）発熱時．B）解熱時．

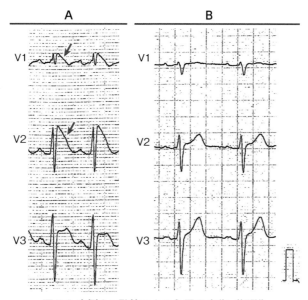

図7 ● 症例3：発熱による心電図変化（解説）

A）発熱時：V1〜V2でcoved型のST上昇を認める．
B）解熱時：ST上昇は改善している．

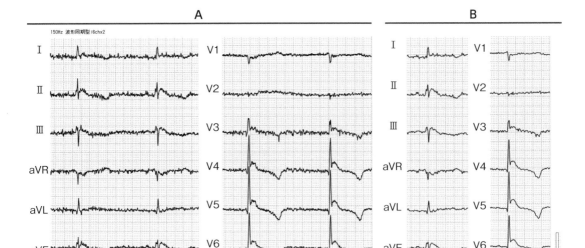

図8 ● 症例4：救急外来時の心電図
A) 心電フィルター 150 Hz 以下. B) 心電フィルター 25 Hz 以下.

症例4 意識障害の87歳女性

【現病歴】87歳女性, 認知症はあるが自宅で一人暮らしをしていた. 親族が自宅に訪室したところ室内で倒れているところを発見し救急要請した. 意識レベル JCS 3, 呼吸数14回/分, 心拍数30回/分, 血圧100/70 mmHg, 体温（膀胱温）22.4℃, 麻痺なし, 対光反射は迅速, 呼吸音清, 心雑音なし. 救急外来受診の心電図を図8に示す.

▶ 心電図の所見は何か？ またその原因は？

　　偶発性低体温症の症例です. 図8Aでは心電フィルターを150 Hz以下, 筋電図ノイズが多いため図8Bでは同じ心電図を心電フィルター25 Hz以下としています. 心電図では著明な徐脈となっており, 心拍数32回/分, V6でP波が認められるため（図9➤）, 洞徐脈です. Ⅱ, Ⅲ, aVF, V3〜V6誘導で陰性T波を認め, QT間隔は0.88秒, 補正QTc間隔は0.64秒$^{1/2}$とQT延長も認めます. また, I, Ⅱ, Ⅲ, aVF, V3〜V6誘導でQRS波直後に大きなJ波を認めます（図9➡）. 小さいJ波は健常人でもみられ, 早期再分極ともいいますが, 低体温に伴う大きなJ波はOsborn波といいます. 低体温では34℃前後からJ波が出現し, 洞徐脈となります. 30℃前後で心房細動が出現したり, 27℃前後で心室細動となることがあります. 25℃以下では著明な徐脈や心停止となります.

診断 **偶発性低体温症**

_ _ _

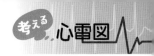

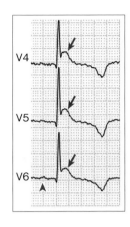

図9●低体温症の心電図
陰性T波を広汎な誘導で認める．また
QRS直後の大きなJ波（Osborn波）
を認める（➡）．V6誘導でP波が確
認される（➤）．

▶ おわりに

　体温変化を伴う心電図異常をきたす疾患として急性心膜炎や偶発性低体温症は救急外来で比
較的よく遭遇します．急性心筋梗塞などを鑑別し，慌てずに対処しましょう．

◆ 引用文献

1）Mizusawa Y, et al：Prognostic significance of fever-induced Brugada syndrome. Heart Rhythm,
　　13：1515-1520, 2016（PMID：27033637）
2）「臨床循環器学」（伊藤 浩，坂田泰史／編），文光堂，2021
3）日本循環器学会：2023年改訂版心筋炎の診断・治療に関するガイドライン.
　　https://www.j-circ.or.jp/cms/wp-content/uploads/2023/03/JCS2023_nagai.pdf（2023年8月
　　閲覧）
4）「Goldberger's Clinical Electrocardiography, 9th ed.」（Goldberger AL, et al, eds），Elsevier, 2017

森田　宏
（Hiroshi Morita）
岡山大学学術研究院医歯薬学領域 先端循環器治療学
1992年岡山大学卒業，岡山大学病院，大阪市立総合医療センターで研修を行い，2004年から3年
間，米国インディアナ大学クラナート心臓研究所に留学．2013年より現職．

杉山洋樹
（Hiroki Sugiyama）
岡山済生会総合病院 内科
1999年鳥取大学卒業．
2015年より現職．

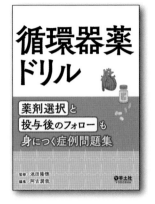
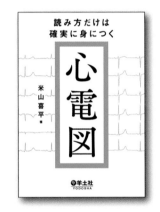
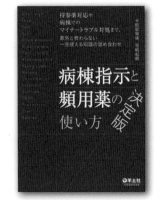

判断力を高める！
救急外来での他科コンサルト

編集／一二三 亨

第2回

呼吸困難

堀江勝博

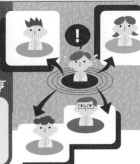

はじめに

　米国胸部学会コンセンサスステートメントにおいて，呼吸困難とは患者にとっての主観的な訴えであると報告しています[1]．一方，客観的な評価で動脈血酸素分圧が正常より低下している状態を呼吸不全の状態といいます．したがって，呼吸困難と呼吸不全が違うことをまずは覚えておきましょう．

　呼吸困難はERにてよくある主訴であり，全体の3％が呼吸困難を主訴にERを受診しています[2]．急性の呼吸困難症状のなかには，直ちに生命を脅かす病態もあり，迅速かつ的確な診断，治療が必要な疾患もあります．

　今回はわれわれ救急医が，ERでどのように急性呼吸困難をアセスメントしているか，他科コンサルトのコツも含めてしっかり解説したいと思います．

致死的疾患を見逃さない！

症例1 73歳女性．
あなたは市中病院の初期研修医で，仕事もだいぶ慣れてきた．今日も忙しいERで働いている．

病院のホットライン「Trrrrrrr」
救急隊「既往に高血圧のある73歳女性．本日，洗濯物をしているときに呼吸困難が突然出現し，体動困難となったとのことです．バイタル（サイン）は，意識JCS20，呼吸数30回／分，血圧が測定不能，心拍数136回／分，SpO_2測定不能の状態です．受け入れいかがでしょうか？」
救急医「（バイタルの悪い呼吸困難だな）受け入れ大丈夫です」ガチャ
　　　「バイタルが悪いので，人手が必要ですね．研修医A君を呼びましょう」

あなた「かなり状態が悪そうですが，何をしたらよいですか？」
救急医「重症患者が来るときにはまず救急隊の情報をもとにした準備が重要だよ」

▶まずは患者が来るまでに準備をしよう！

　症例1のようなすべてのバイタルが悪い患者が救急車で来るとわかったら，まず前情報から患者さんの状態を想像し，酸素投与，点滴（場合によっては2ルート），モニター，気管挿管など，必要な医療器具の準備を行いましょう．患者さんが来院したら，こういう流れでアセスメントしようというシュミレーションを自分の頭のなかでしておくと，なおよいと思います．

　患者さんが来院したら，① ABCの評価・安定化，② 生命を脅かす疾患をエコーで鑑別，③ 疾患に対する診断・治療の順番にアセスメントを行います．

1）ABCの評価・安定化

　ABCとは，JATEC（Japan Advanced Trauma Evaluation and Care：外傷初期診療ガイドライン日本版）でも使用されているABCDEアプローチのなかのA（Airway：気道），B（Breathing：呼吸），C（Circulation：循環）のことです．ABCDEアプローチは，生理学的徴候から迅速かつ正確に患者の生命危機を把握するための診療アプローチで，どんなに頭がパニックになっていても，見落としなく患者の安定化を行うことができ，さらに重症度や病態の把握などにも役に立ちます．急性呼吸困難の患者は特に，ABCの安定化に努めましょう．

　表1のように，Airwayから順に厳選した身体所見，バイタルの評価を行い，それに対して介入を行っていきます．また，慣れてきたら想定される疾患をあげられるとよいでしょう．

➡症例1 続き①

来院してからすぐにモニター装着し，バイタル測定を行った．
【来院時のバイタル】
意識JCS 10，呼吸数30回/分，血圧60/32 mmHg，脈拍数140回/分，SpO2 94％
（リザーバー10 L投与下），体温36.7℃，瞳孔径右3 mm，左3 mm両側対光反射あり
【身体所見】
　頸部：頸静脈怒張や皮下気腫などの所見は認めない．気道狭窄音はなし
　胸部：打診，聴診などで明らかな異常所見なし
以上からB，Cの異常と考え，酸素投与，点滴を行った．

あなた「このあと，すぐにCTを撮りに行きましょう！！」
救急医「ちょっと待って！！その前にベッドサイドでできる検査があるだろう！？」
あなた「そんなのありましたっけ～？」

2）ABCアプローチの次は，エコーのABCを見よう！

　救急外来での急性呼吸困難の鑑別疾患は大まかに肺疾患，心疾患，その他（貧血，上気道閉塞，代謝性疾患，神経筋疾患など）を考えます（表2）．ABCアプローチで，想定される疾患を思い浮かべたら肺エコー，心エコーを使ったPOCUS（point of care ultrasound）である程度の鑑別をしましょう．

表1 ● ABCアプローチと想定される疾患

ABCアプローチ		Airway	Breathing	Circulation
評価	身体所見	・声が出せない ・吸気性喘鳴 ・シーソー呼吸	【頸部】 ・頸静脈怒張 ・呼吸補助筋の使用 ・皮下気腫 ・気管の偏位 【胸部】 ・胸郭運動左右差 ・呼吸様式：Cheyne-Stokes呼吸，起坐呼吸，Biot's呼吸，Kussmaul呼吸，失調性呼吸 ・聴診：異常呼吸音（呼吸音減弱，消失，呼気延長），複雑音（連続性ラ音（stridor, wheezes, rhonchi），断続性ラ音（coarse crackles, fine crackles），胸膜摩擦音）	・冷汗 ・冷感 ・網状皮疹
	バイタル		・呼吸数 20回以上 ・SpO₂ 90％以下	・収縮気血圧 90 mmHg以下または平均血圧 65 mmHg ・心拍数 100回以上 ・shock Index ＞ 1.0
介入		・酸素投与 ・エアウェイによる気道確保 ・気管挿管 ・輪状甲状靭帯切開	・酸素投与 ・高度な酸素デバイス ・気管挿管 ・人工呼吸器管理	・細胞外液の投与 ・輸血 ・カテコラミンの使用
想定される疾患		・アナフィラキシー ・急性咽頭蓋炎 ・窒息　など	・肺炎 ・ARDS ・COPD ・気管支喘息 ・気胸 ・心不全 ・間質性肺炎	・敗血症性ショック ・肺血栓塞栓症 ・心筋梗塞による合併症（心タンポナーデなど） ・緊張性気胸 ・循環血液量減少性ショック（消化管出血や脱水など）

ARDS（acute respiratory distress syndrome：急性呼吸窮迫症候群），
COPD（chronic obstructive pulmonary disease：慢性閉塞性肺疾患）.

表2 ● 急性呼吸困難の鑑別

肺疾患	心疾患	その他
・COPD ・気管支喘息 ・肺炎 ・間質性肺疾患 ・気管支拡張症 ・肺高血圧症 ・緊張性気胸 ・胸水 ・悪性腫瘍（原発性あるいは転移性）	・うっ血性心不全 ・冠動脈疾患 ・不整脈 ・心膜疾患 ・弁膜症 ・心筋症 ・心タンポナーデ ・肺血栓塞栓症	・貧血 ・胸郭変形 ・重度の肥満 ・代謝性疾患（敗血症，尿毒症，DKAなどのアシドーシス，甲状腺疾患） ・神経筋疾患（重症筋無力症，筋萎縮性側索硬化症） ・神経症（パニック障害） ・脳卒中 ・上気道閉塞

文献3をもとに作成.

DKA（diabetic ketoacidosis：糖尿病性ケトアシドーシス）.

▶肺エコーのABC＋α

肺エコーは前胸部，側胸部のそれぞれ少なくとも2カ所を確認します．セクタープローブ，またはリニアプローブを使用しましょう．肺エコーにはBLUE protocolというフローチャートもあるので，それを参考にしてもよいですし，フローチャートが覚えられないようなら**ABC＋α**で考えるとよいと思います．

1）A：A line

皮膚/プローブ表面と胸膜の間で反響した胸膜ラインの多重反射によってできるアーチファクトのことで，プローブと胸膜，胸膜とA lineは同じ距離に検出されます．多重反射するということは，つまり**胸膜下に十分な空気があること**を示しています．A lineは正常肺でも認められますが，気胸，COPD（chronic obstructive pulmonary disease：慢性閉塞性肺疾患），喘息，肺塞栓などではより高輝度な所見が認められます．

2）B：B line

臓側胸膜から画面下まで減衰することなく伸びる高輝度のラインのことで，正常であれば薄すぎて描出されない肺の小葉間隔壁が，炎症や肺水腫による液体貯留などで肥厚することでB lineを形成します．病的B lineとは1画面に3本以上あることであり，両側か片側かで鑑別を絞ることができます．

> 両側性：肺水腫，間質性肺炎，ARDS（acute respiratory distress syndrome：急性呼
> 　　　　吸窮迫症候群）など
> 片側性：局所的な肺炎，肺挫傷，肺癌など

3）C：Consolidation

肺炎などで肺胞が水や膿で満たされたり，無気肺で肺虚脱することによって肺の空気がなくなり，超音波が伝わって肺自体が描出されることをConsolidationと呼びます（図1）．

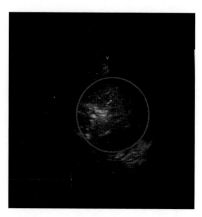

図1 ● Consolidation

4）＋α：Lung sliding sign

　　呼吸により肺が動くことで，壁側胸膜に対して臓側胸膜がスライドしているように動く所見
をLung sliding signと呼びます．気胸がある場合はこのLung sliding signが消失します．

　　その他に，Lung pointがあったり，Lung pulseが消失していれば気胸を，PLAPS（postero-lateral alveolar and pleural syndrome）があれば肺炎や無気肺を疑います．

POINT　1

BLUE protocol

　　肺エコー検査の呼吸不全に対する診断アルゴリズムとしては，Lichtenstein[4]らによる
BLUE protocolが有名である（図2）．急性呼吸不全に対して肺エコー検査のみの評価を行
い，90.5％の正診率を報告している[4].

▶心エコー

　　心エコーでは主に，心嚢液の貯留，左室の収縮能，右室負荷所見を確認します（表3）.

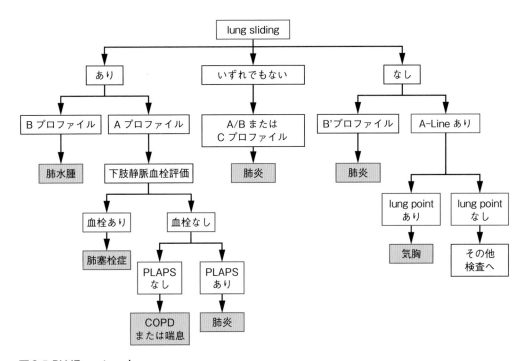

図2● BLUE protocol
文献4より引用.
Aプロファイル：lung slidingあり．A line優位．正常の肺を示唆．Bプロファイル：lung slidingあり．びまん性B line優位．
B'プロファイル：lung slidingなし．びまん性B line優位．A/Bプロファイル：前胸部で片側B line優位，対側A line優位
Cプロファイル：前胸部に浸潤影あり
Lung point：気胸の程度によっては，呼吸サイクルのなかで肺の一部が壁側胸膜に接したり離れたりすることがあり，その境界点
　　　　　　をlung pointと呼ぶ.

STEP1：心嚢液貯留の確認（図3➡）

　心窩部アプローチなどから心嚢液貯留がないかを確認します．心嚢液貯留＝心タンポナーデとは言えないため，参考所見として右室系の虚脱，IVC（inferior vena cava：下大静脈）の緊満（呼吸性が乏しいこと）があるようなら心タンポナーデと判断します．

STEP2：左室の収縮能の確認

　心収縮能評価で心原性ショックの有無を確認します．実際には目視による三段階（Normal，Intermediate，Poor）の評価で十分で，具体的な駆出率（ejection fraction：EF）は測定しなくてよいです．この際に壁運動低下を見てもよいでしょう．

STEP3：右室負荷所見の確認

　通常は左室と右室の比は1：0.6ですが，右室と左室が同等の大きさであれば「右室負荷所見あり」と判断します．傍胸骨短軸像にて，右室の圧排にて心室中隔が左室側へ押され，左室がアルファベットの「D」に見える，いわゆるD-shapeを呈していないかを探索します（図4➡）．右室負荷所見があれば，IVCが緊満するためよい指標になります．

表3 ● 心エコーのまとめ

STEP1	心嚢液貯留の確認
	① 心嚢液貯留の有無
	② 心タンポナーデの所見の有無
STEP2	左室の収縮能の確認
	① Normal
	② Intermediate
	③ Poor
STEP3	右室負荷所見の確認
	① 右室の拡大
	② D-shape（IVCの緊満）

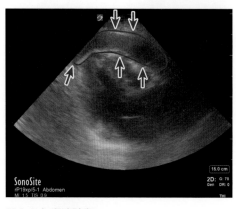

図3 ● 心嚢液貯留

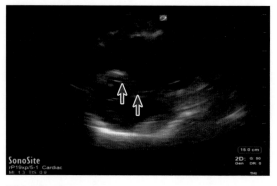

図4 ● D-shape

→症例1 続き②

ベッドサイドにてエコーを行い，右室負荷所見を認めたため，急性肺血栓塞栓症の疑いとなった．造影CT（図5）を行い，肺血栓塞栓症と診断し，未分画ヘパリン80単位/kgを投与した．右室負荷所見があること，ショック状態であることから高リスクの肺血栓塞栓症と判断し，心臓血管外科にコンサルトした．

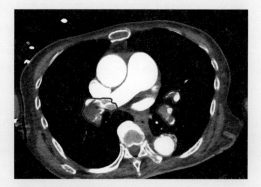

図5 ● 造影CT
両側肺動脈に血栓を認める．

コンサルトする基準

●肺血栓塞栓症と診断した場合

① ショックまたは低血圧，② PESI（表4），③ 右心機能不全，④ 心臓バイオマーカーの4つの項目で重症度クラス分類を行いましょう（表5）．

低，中［低］リスク，中［高］リスクであれば，抗凝固療法．高リスクであれば，血栓溶解療法や外科的治療，カテーテル治療などが選択肢として増えます（図6）．治療方針は施設により異なるので，事前に確認しておくとよいです．循環器内科にコンサルトする際に，この重症度クラス分類について説明できるようになりましょう．

表4 ● PESIスコア

加算ポイント

	ポイント	
	PESI	簡易版PESI
年齢	＋年齢	1（＞80歳）
男性	＋10	－
癌	＋30	1
慢性心不全	＋10	1
慢性肺疾患	＋10	
脈拍数110回/分以上	＋20	1
収縮期血圧100 mmHg未満	＋30	1
呼吸数30回/分以上	＋20	－
体温36℃未満	＋20	－
精神状態の変化	＋60	－
酸素飽和度90％未満	＋20	1

合計ポイント

Class	ポイント（PESI）	30日間死亡リスク	％
Ⅰ	≦65	非常に低い	0〜1.6
Ⅱ	66〜85	低い	1.7〜3.5
Ⅲ	86〜105	中等度	3.2〜7.1
Ⅳ	106〜125	高い	4.0〜11.4
Ⅴ	＞125	非常に高い	10.0〜23.9

ポイント（簡易版PESI）	30日間死亡リスク
0	1.0％（95％CI 0.0〜2.1）
≧1	10.9％（95％CI 8.5〜13.2）

（Aujesky D, et al. 2005, Jiménez D, et al. 2010, Righini M, et al. 2010 を参考に作表）

日本循環器学会．肺血栓塞栓症および深部静脈血栓症の診断，治療，予防に関するガイドライン（2017年改訂版）
https://www.j-circ.or.jp/cms/wp-content/uploads/2017/09/JCS2017_ito_h.pdf（2023年8月閲覧）より転載．

●コンサルトのポイント

コンサルト先：循環器内科，または心臓血管外科

重要事項・伝えるべき情報：重症度分類，「ショックがあるか・ショックに対してどういう処置をしているか」，「低酸素血症があるか・処置は何をしているか」，造影CTでどこの部位に肺塞栓があるか，ヘパリンを投与しているか，DVTがあるか

表5 ● 肺塞栓症の重症度分類と早期死亡リスク（院内または30日以内）

早期死亡リスク		リスク指標			
		血行動態不安定	PEの重症度・合併症を示す臨床的パラメータ：PESIクラスⅢ〜VあるいはsPESI≧1	右室機能不全（経胸壁心エコーあるいはCT肺アンギオグラフィ）	心筋トロポニン値上昇
高リスク		＋	（＋）	＋	（＋）
中リスク	中[高]リスク	－	＋	＋	＋
	中[低]リスク	－	＋	どちらか1つ（＋）あるいは，両方（－）	
低リスク		－	－	－	評価は任意，評価された場合は否定的

文献6より引用.

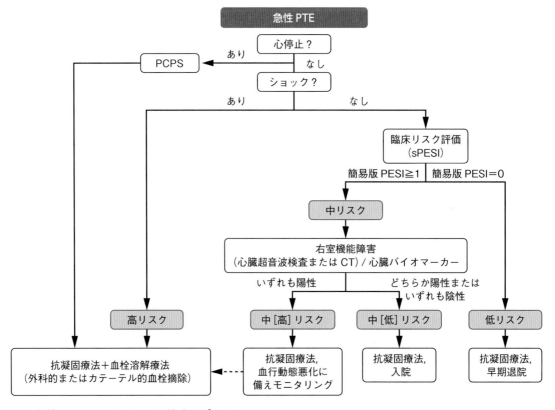

図6 ● 急性PTEのリスクレベルと治療アプローチ
文献7をもとに作成.

タイミング：ショックや重度の低酸素血症がある場合はエコーなどで疑った時点で行う．バイタルが安定している場合は診断がついてから行う．

コンサルトの例：「90歳女性，ピル内服中の方．突然の呼吸困難にて救急搬送されました．BP 60とSpO₂ 70％（10 Lリザーバー）で重度のショック，低酸素症を認め，エコーにてD-shape，右室負荷所見を認め，肺塞栓を疑っています．ヘパリン5,000単位とショックに対してノルアドレナリン，低酸素に対して気管挿管を施行しています」

過換気症候群には要注意！

症例2 50歳男性．

【既往歴】不明

【主訴】呼吸困難，過換気

今日の救急外来は非常に混んでおり，金曜日の夜なので酩酊患者も多く搬送されてきている．

救急隊「50歳男性で主訴は呼吸困難です．博覧会の会場の地下1階で，倒れているのを会場の職員が発見し救急要請されました．到着時に呼吸数30回/分で過換気の状態です」

あなた「こんなに忙しいのに過換気なんて！」

上級医「精神疾患のない過換気は要注意だよ〜」

表6 ● 過換気症候群に間違えやすい病態

呼吸数が増加するメカニズム	疾患名
疼痛，発熱や交感神経亢進による呼吸数増加	大動脈解離，急性心筋梗塞，急性腹症，感染症，骨折，甲状腺機能亢進症，薬物中毒（アンフェタミン中毒など），熱中症，セロトニン症候群など
呼吸中枢障害による呼吸数増加	脳血管疾患（脳出血，脳梗塞，くも膜下出血）
低酸素に対する代償で呼吸数増加	急性呼吸不全（気管支喘息，肺炎など），急性心不全，肺塞栓症など
代謝性アシドーシスに対する代償性過換気	糖尿病性ケトアシドーシス，敗血症など
呼吸筋麻痺による換気量低下に対する代償で呼吸数増加	Guillain-Barre症候群，筋萎縮性側索硬化症，重症筋無力症など

文献8より引用．

▶ **過換気の患者を見たら，頻呼吸になる疾患の鑑別をしよう**

過換気症候群は救急外来でよく見かける病態であり，ピットフォールに陥りやすいです．過換気症候群と間違われやすい疾患には，表6のように重篤なものが多く含まれています．そのため「過換気症候群」と診断する際には，まず ① 主訴を過換気とせずに頻呼吸を呈する疾患に変換し，身体疾患と見誤っている可能性はないか？ ② 身体疾患による症状（痛みなど）が原因で過換気症候群を生じた可能性はないか？ ③ 精神疾患がベースにあり，過換気症候群をくり返しているか？ という3点について，確認しましょう．

➡ 症例2 続き①

本人に話を聞くと過換気となったのははじめてで，精神疾患の既往はなかった．また，軽度頭痛を訴えていたため，頭部単純CTを撮像したところ，くも膜下出血を認めた（図7➡）．脳神経外科にコンサルトし，緊急手術となった．

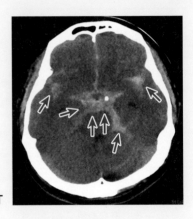

図7 ● 頭部単純CT

コンサルトする基準

●くも膜下出血と診断した場合

すぐに脳神経外科にコンサルトしましょう．脳神経外科が到着するまでに，再破裂予防のためにニカルジピンなどを使用した積極的な降圧と充分量の鎮痛・鎮静を行いましょう．その後，脳動脈瘤の精査のため，CTAや脳血管造影検査を行います．

脳神経外科にコンサルトする際は，グレード分類（Hunt and Hess分類，Hunt and Kosnik分類，WFNS分類）を使用しましょう（表7）．瞳孔不同や瞳孔散大，対光反射消失などの脳ヘルニア徴候がある場合は緊急性がさらに高くなるため，重要な所見です．

●コンサルトのポイント

コンサルト先：脳神経外科

重要事項・伝えるべき情報：診断名，グレード分類，動脈瘤の有無，脳ヘルニア徴候，鎮痛鎮静はどのような薬剤を使用しているか，降圧は行っているか

タイミング：基本は診断がついてからでよいですが，脳ヘルニア徴候が初療のときに出現しているようなら早めにコンサルトしておきましょう

コンサルトの例：「50歳男性，高血圧既往にある方のくも膜下出血でのコンサルトです．現在，意識はGCS13点でWFNS分類でGrade Ⅱ，H and HでGrade Ⅲです．CT angioにてIC-PCに動脈瘤を認めています．現在，ニカルジピンにて降圧，フェンタニルにて鎮痛を行っています」

表7●くも膜下出血のグレード分類
Hunt and Kosnik 分類

Grade 0	未破裂の動脈瘤
Grade Ⅰ	無症状か，最小限の頭痛および軽度の項部硬直
Grade Ⅰa	急性の髄膜あるいは脳症状をみないが，固定した神経学的失調のあるもの
Grade Ⅱ	中等度から強度の頭痛，項部硬直をみるが，脳神経麻痺以外の神経学的失調はみられない
Grade Ⅲ	傾眠状態，錯乱状態，または軽度の巣症状を示す
Grade Ⅳ	昏迷状態で，中等度から重篤な片麻痺があり，早期除脳硬直および自律神経障害を伴うこともある
Grade Ⅴ	深昏睡状態で除脳硬直を示し，瀕死の様相を示す

WFNS 分類

	GCS	主要な局所神経症状 (失語 or 片麻痺)
Grade Ⅰ	15	なし
Grade Ⅱ	14〜13	なし
Grade Ⅲ	14〜13	あり
Grade Ⅳ	12〜7	有無は不問
Grade Ⅴ	6〜3	有無は不問

Hunt and Hess 分類

Grade Ⅰ	無症状か，最小限の頭痛および軽度の項部硬直
Grade Ⅱ	中等度から強度の頭痛，項部硬直をみるが，脳神経麻痺以外の神経学的失調はみられない
Grade Ⅲ	傾眠状態，錯乱状態，または軽度の巣症状を示す
Grade Ⅳ	昏迷状態で，中等度から重篤な片麻痺があり，早期除脳硬直および自律神経障害を伴うこともある
Grade Ⅴ	深昏睡状態で除脳硬直を示し，瀕死の様相

文献9，10をもとに作成.

Take home message

- 呼吸困難の患者はまずABCアプローチで評価と，患者の状態の安定化を行う
- 安定化できたら，肺エコーによるABC＋αと心エコーで疾患を想起しよう
- 頻呼吸の患者を安易に過換気症候群と診断しないようにしよう

◆ 文 献

1）Official statement of the American Thoracic Society. Dyspnea. Mechanisms, assessment, and management：A consensus statement. Am J Respir Crit Care Med 159：321-340, 1999（PMID：9872857）

2 ）National Hospital Ambulatory Medical Care Survey：2018 Emergency Department Summary Tables. https://www.cdc.gov/nchs/data/nhamcs/web_tables/2018-ed-web-tables-508.pdf.

3 ）Morgan WC, Hodge HL：Diagnostic evaluation of dyspnea. Am Fam Physician 57：711-716, 1998（PMID：9490994）

4 ）Lichtenstein DA, et al. Relevance of lung ultra- sound in the diagnosis of acute respiratory failure：the BLUE protocol. Chest 2008；134：117-125（PMID：18403664）

5 ）日本循環器学会, 他：肺血栓塞栓症および深部静脈血栓症の診断, 治療, 予防に関するガイドライン（2017年改訂版）. 2018
https://js-phlebology.jp/wp/wp-content/uploads/2019/03/JCS2017_ito_h.pdf

6 ）Konstantinides SV, et al：2019 ESC Guidelines for the diagnosis and management of acute pulmonary embolism developed in collaboration with the European Respiratory Society（ERS）. Eur Heart J, 41：543-603, 2020（PMID：31504429）

7 ）Konstantinides SV, et al：2014 ESC guidelines on the diagnosis and management of acute pulmonary embolism. Eur Heart J, 35：3033-69, 3069a, 2014（PMID：25173341）

8 ）「内科救急 見逃し症例カンファレンス」（長谷川耕平, 岩田充永/著）, 医学書院, 2012

9 ）Hunt WE & Kosnik EJ：Timing and perioperative care in intracranial aneurysm surgery. Clin Neurosurg, 21：79-89, 1974（PMID：4608645）

10）Report of World Federation of Neurological Surgeons Committee on a Universal Subarachnoid Hemorrhage Grading Scale. J Neurosurg, 68：985-986, 1988（PMID：3131498）

堀江勝博　Katsuhiro Horie
聖路加国際病院 救急科・救命救急センター 医員
専門：ER, 集中治療
当院は都内の救命救急センターで, 1次〜3次の救急車・外来患者をすべて救急科で診療しています. 救急搬送数が約1万台で, 幅広い疾患や症候が経験できます. 東京で, 「北米型ERで働きたい！」「重症患者を見たい！」「集中治療も学びたい！」などなど, 興味がありましたらぜひ病院見学に来てください！

一二三 享　Toru Hifumi
聖路加国際病院 救急科・救命救急センター 医長

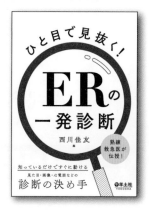
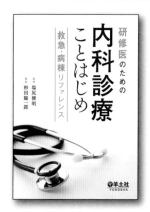

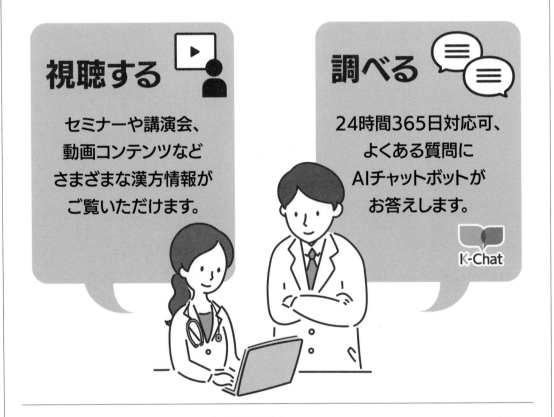
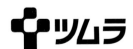

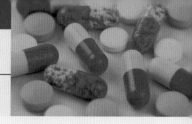

よく使う日常治療薬の正しい使い方

抗不整脈薬の正しい使い方
抗不整脈薬を自分で選べるようになろう！

水上　暁（亀田総合病院 循環器内科）

◆薬の使い方のポイント・注意点◆

抗不整脈薬には致死的不整脈の発症リスクを高めてしまう可能性があります．薬物療法のほか，カテーテルアブレーションという選択肢もありますので，無理せず安全に使用することを心掛けましょう．

1．はじめに

　過去の心房細動レートコントロールの有効性を示すデータやカテーテルアブレーションの普及などから，抗不整脈薬を処方する機会はどんどん減ってきていましたが，近年，心房細動リズムコントロールの有効性が再認識され，その風潮が変わりつつあります．本稿では，研修医の皆さんが苦手意識をもちがちな抗不整脈薬の投与に関して，その判断のプロセスを解説したいと思います．

2．心筋の電気活動および不整脈の機序

1）心筋の電気活動のしくみ

　心筋は脱分極（興奮）と再分極（興奮からさめる）をくり返していますが，これは細胞膜にあるイオンチャネルが制御する電流によって起こります．

　心筋は一度脱分極すると，ある程度再分極するまでは再度興奮することができません．この興奮できない期間を不応期といいます．

　心筋細胞（刺激伝導系以外）における電気活動を図に示します．

　脱分極は主にNa^+電流，再分極は主にK^+電流によって起こります．Na^+電流が低下すると脱分極が遅くなるのでQRS幅が，K^+電流が低下すると再分極が遅くなるのでQT間隔が延長します．

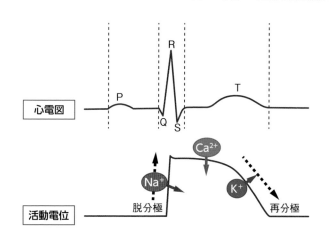

図　心筋細胞（心室筋）の電気活動

2）不整脈の機序

不整脈の機序には大きく分けて ❶ リエントリーと，❷ 異常な興奮の発生があります．

❶ リエントリー

電気的な興奮が旋回しながら持続する病態です．旋回してきた興奮が戻ってきたときに，不応期を脱していないと回り続けることができないため，回路を1周するのにかかる時間が長いと（伝導速度が遅いと）持続しやすくなり，不応期が長いと持続しにくくなります．リエントリーの多くは期外収縮が引き金となって回りはじめます．

リエントリーが関与する不整脈の例としては，持続性心房細動，一部の心房頻拍，心房粗動，発作性上室性頻拍，器質的心疾患に伴う心室頻拍・心室細動があげられます．

❷ 異常な興奮の発生
（異常自動能，triggered activity）

活動電位の状態により脱分極が起こりやすくなった結果，異常な興奮が発生する病態です．基本的には起源部位から層状に興奮が広がっていきます．

異常な興奮の発生が関与する不整脈の例としては，発作性心房細動，一部の心房頻拍，上室性・心室性期外収縮，一部の心室頻拍があげられます．

3．抗不整脈薬の種類，作用機序

Vaughan Williams分類（表1）で示されるように，I～IV群に分けられます．II群はβ遮断薬，IV群薬はCa拮抗薬（非ジヒドロピリジン系）なので，実臨床ではII群薬，IV群薬と呼ばれることはほとんどありません．

多くの薬剤は複数のチャネルや受容体を遮断する作用を有していることに注意が必要です（表2）．例えばI群薬であってもKチャネル遮断作用をもっていればIII群薬の作用機序や副作用を併せもっていると認識しましょう．各薬剤のより細かい作用に関してはSicilian Gambit分類をご参照ください（「不整脈薬物治療ガイドライン」[1]）．

1）I群薬（Naチャネル遮断薬）
❶ 作用機序

Naチャネルの遮断は心筋細胞の脱分極（興奮）を抑制し，脱分極のスピードを遅くすることで伝導速度を遅くして，抗不整脈薬としての効果を発揮します．

Naチャネルとの結合・解離速度によって，Ia群（中くらい），Ib群（早い），Ic群（遅い）に分かれ，遅い方がNaチャネル遮断作用は強くなります．

① Ia群：Naチャネル遮断作用は中程度ですが，Ic群と異なりKチャネル遮断作用を有し，不応期が延長するためリエントリー性不整脈を起こしにくいです．

② Ib群：アプリンジン以外は心室性不整脈にしか効果を発揮しません．Naチャネル遮断作用は弱めですが陰性変力作用も弱く，器質的心疾患を有する症例にも使用が可能です．

③ Ic群：Naチャネル遮断作用は強いですが，Ia群と異なりKチャネル遮断作用を有していないため，リエントリー性不整脈を起こしやすいです．

表1　抗不整脈薬のVaughan Williams分類

分類		作用機序	
I	Ia	Naチャネル遮断	結合/解離速度中くらい，活動電位持続時間延長
	Ib		結合/解離速度早い，活動電位持続時間短縮
	Ic		結合/解離速度遅い，活動電位持続時間不変
II		β受容体遮断	
III		Kチャネル遮断	
IV		Caチャネル遮断	

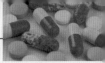

❷ 有効性のある不整脈

　主に異常な興奮の発生に起因する不整脈に有効です．リエントリー性不整脈への効果は限定的ですが，Kチャネル遮断作用のあるⅠa群は有効な可能性もあり，またリエントリーのきっかけとなる期外収縮の抑制によって効果を発揮する場合があります．

❸ 副作用

　特にⅠc群において，伝導速度が遅くなることでリエントリー性不整脈が起きやすくなることがあります．

　細胞内Na濃度の低下はNa-Ca交換機構の亢進を介して細胞内Ca濃度を低下させ，**心筋の収縮力を低下させます**．また**器質的心疾患を有する患者へのⅠa群とⅠc群の投与は，心室頻拍や心室細動などの致死性不整脈の発症リスクを高める可能性**があります[2]ので，避ける必要があります．

2）β遮断薬（Ⅱ群薬）

　異常な興奮の発生に起因する不整脈の抑制作用があります．リエントリー性不整脈でも，房室結節リエントリー性頻拍など，回路内に房室結節などの刺激伝導系組織がある場合や，リエントリーのきっかけが期外収縮である場合には，発作の抑制に有効な可能性があります．

3）Ⅲ群薬（Kチャネル遮断薬）
❶ 作用機序

　Kチャネルの遮断は心筋細胞を再分極しにくくすることで不応期を延長し，リエントリー性の不整脈に効果を発揮します．

❷ 有効性のある不整脈

　リエントリーが関与する不整脈に効果が期待できます．

❸ 副作用

　QT間隔が延長し，Torsade de Pointes（TdP）を発症するリスクがあります．しかしKチャネル遮断のみでは陰性変力作用は生じませんので，器質的心疾患を有する患者さんにも使用が検討できます．

　アミオダロンは多種のチャネルを抑制するため，QT延長のリスクがほかのⅢ群薬よりは低いとされていますが，甲状腺機能異常や間質性肺炎のリスクがありますので，投与前および投与後に定期的に評価を行う必要があります．

4）非ジヒドロピリジン系Ca拮抗薬（Ⅳ群薬）

　Caチャネルの抑制により，一部の異常な興奮の発生に起因する不整脈を抑制します．リエントリー性不整脈でも，回路内に房室結節などのCa電流依存性

表2　代表的な抗不整脈薬の種類と特徴

薬剤名	分類	主な作用チャネル	他の作用チャネル	代謝経路	通常用量
シベンゾリン（シベノール®）	Ⅰa群	Na	K，(Ca)，(M2)	腎	1回100〜150 mg，1日3回
アプリンジン（アスペノン®）	Ⅰb群	Na	(K)，(Ca)，(If)	肝	1回20〜30 mg，1日2回
メキシレチン（メキシチール®）	Ⅰb群	Na		肝	1回100〜150 mg，1日3回
ピルシカイニド（サンリズム®）	Ⅰc群	Na	なし	腎	1回50〜75 mg，1日3回
プロパフェノン（プロノン®）	Ⅰc群	Na	β	肝	1回150 mg，1日3回
フレカイニド（タンボコール®）	Ⅰc群	Na	(K)	腎/肝	1回50〜100 mg，1日2回
ビソプロロール（メインテート®）	Ⅱ群	β	なし	腎/肝	1回2.5〜5 mg，1日1回
アミオダロン（アンカロン®）	Ⅲ群	K	(Na)，(Ca)，α，β	肝	1回200 mg，1日1回または1回100 mg，1日2回
ソタロール（ソタコール®）	Ⅲ群	K	β	腎	1回40〜160 mg，1日2回
ベラパミル（ワソラン®）	Ⅳ群	Ca	(Na)，α	肝	1回40〜80 mg，1日3回
ベプリジル（ベプリコール®）	Ⅳ群	Ca	(Na)，K	肝	1回50〜100 mg，1日2回

（　）は相対的に弱い作用．

の組織がある場合は発作の抑制や停止に有効な場合もあります.

ベプリジルにはⅢ群薬としての作用もあり, 陰性変力作用はあまりありませんが, QT延長に注意が必要です.

4. 薬の選び方・使い方（実際の処方例）

1) 抗不整脈薬の選択

代表的な抗不整脈薬を表2に示します. Ⅰ群薬は種類が多いため, 使い慣れた薬剤を1, 2種類つくることからはじめるとよいでしょう. Ⅲ群薬はアミオダロンを中心に考えましょう.

薬を選ぶ際には下記の項目を検討します.

❶ 不整脈の種類・機序

不整脈の悪性度が高ければ高いほどしっかり抑制する必要があります.

基本的に**異常な興奮の発生が関与する不整脈はⅠ群薬, リエントリー性の不整脈はⅢ群薬が有効です**が, 一部の症例にはⅡ群薬 (β遮断薬) やⅣ群薬 (Ca拮抗薬) も有効です.

❷ 薬の安全性

効果が期待できる薬剤のなかで, **致死性不整脈のリスクの低いものから選択**します. 基本的にはβ遮断薬/Ca拮抗薬, Ⅰ群薬, Ⅲ群薬の順です.

❸ 薬剤の代謝経路

血中濃度が上昇すると致死性不整脈を含めた副作用の発症リスクが高まります. **各薬剤の代謝経路 (表2) は必ず確認しましょう**. 高齢者や軽度腎機能低下例に腎排泄の要素がある薬剤を投与する場合は, 通常用量の半量程度からはじめましょう. 中等度以上の腎機能低下例には腎排泄の要素がある薬剤の投与は避けた方がよいでしょう.

❹ 器質的心疾患の有無

心エコーで基質的心疾患の有無を確認します. 心エコーが行えなければ, 病歴聴取, 12誘導心電図, 胸部X線, 採血 (BNP値の測定など) で**器質的心疾**患の有無を評価しましょう. **器質的心疾患があればⅠa群, Ⅰc群は避ける必要があります**. β遮断薬やCa拮抗薬も陰性変力作用による心不全増悪に注意が必要です.

Brugada症候群が疑われる患者では, 抗不整脈薬の選択は必ず専門医に任せましょう.

2) 投与後のフォローアップ

抗不整脈薬は副作用の懸念から必要最低限の投与が基本です. **無効な場合は中止し, 有効性が確認された場合でも減量が可能か常に評価をします**. 12誘導心電図を定期的に記録し, QRS幅は投与前より25%以上延長した場合, QT間隔は500 msを超えた場合に減量や中止を考慮してください. 腎機能, 肝機能の推移も必ず確認しましょう.

【処方例1】

81歳, 女性.
有症候性発作性心房細動と診断され, ビソプロロールを処方されたが症状が残存している. 身長150 cm, 体重38 kg. 血清クレアチニン値0.8 mg/dL. 明らかな器質的心疾患を認めない.
処方：ピルシカイニド (サンリズム®) 25 mgカプセル, 1回1カプセル, 1日3回
解説：発作性心房細動の動悸症状はβ遮断薬でも改善が期待できますが, β遮断薬が無効で器質的心疾患を認めない場合はⅠ群薬を考慮します. ピルシカイニドはNaチャネル以外の遮断作用がないシンプルな薬剤であり, 第一選択薬として使用される頻度が多い薬剤です. ただ代謝経路が腎のため, 高齢者への投与は慎重に行う必要があり, 通常用の半量である75 mg/日から投与を開始しました. 高齢者への抗不整脈薬投与では, 効果に乏しい場合でも最大用量まで増量するのは避け, ほかの薬剤への変更を検討しましょう.

【処方例2】

72歳, 男性.
動悸を自覚し, 頻発性心室性期外収縮と診断. 身長170 cm, 体重67 kg. 血清クレアチニン値0.9 mg/dL. 明らかな器質的心疾患を認めない. 明らかな徐脈を認めない.
処方：ビソプロロール (メインテート®) 2.5 mg錠, 1回1錠, 1日1回
解説：心室性期外収縮は高度に頻発する症例 (≧10,000/日) 以外は経過観察が可能です. 良

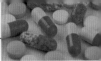

性の不整脈であることを説明するだけで症状の改善が得られることも多いですが，症状が残存した場合は副作用の観点からまずはβ遮断薬の投与を検討します．β遮断薬が無効な場合は，Ⅰb群であるメキシレチン150〜300/日を考慮します．Ⅰa群やⅠc群も効果は期待できますが，副作用の観点から選択されることはほとんどありません．

5. おわりに

　不整脈の機序や抗不整脈薬の作用を理解することで，より安全で効果的な抗不整脈薬の活用が可能になります．本稿が抗不整脈薬に対する苦手意識の払拭に，少しでも役立てれば嬉しいです．

引用文献

1) 日本循環器学会，他：2020年改訂版 不整脈薬物治療ガイドライン．2020
   https://www.j-circ.or.jp/cms/wp-content/up-loads/2020/01/JCS2020_Ono.pdf
2) Echt DS, et al：Mortality and morbidity in patients receiving encainide, flecainide, or placebo. The Cardiac Arrhythmia Suppression Trial. N Engl J Med, 324：781-788, 1991（PMID：1900101）

【著者プロフィール】
水上　暁（Akira Mizukami）
亀田総合病院 循環器内科
青い海に面した自然豊かな穏やかな環境で，カテーテルアブレーションや植え込みデバイス治療をはじめとした最先端の不整脈診療や循環器診療を行っています．当院での研修に興味がある方はakmizukami@gmail.comまでご連絡ください．

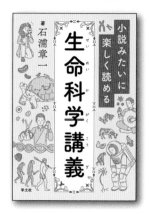
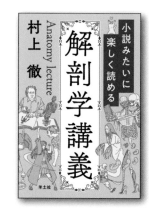
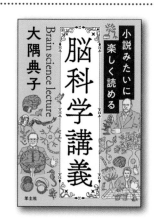

第110回 森林浴に効果はあるのか？

　私の自宅は山のふもとにあるので，ほぼ毎週のように登山をして森林浴をしています．自然に触れると気持ちがよいですし，軽い疲労感は睡眠も改善するので，登山は最もストレス解消ができる方法だと自分では思っています．しかし，実際に森林浴にはそのような医学的な効果はあるのでしょうか？

　1930年にレニングラード大学（現 サンクトペテルブルク大学）のトーキン教授が，樹木が自己防衛のために大気中に発散する物質をフィトンチッド（phytoncides）と名付けました．このフィトンチッドが森林浴によるストレス軽減やリラックス効果に関与していることが明らかになっています．特に最近，メタボリック症候群や慢性疲労，アレルギー性疾患などにも効果があることが証明され，森林が保有する身体への総合的な作用について研究が進んできています[1]．

　ロンドンで市内の31の学校に通う9〜15歳の少年少女，合計3,568人を対象とした興味深い研究が行われました．都市部にあるさまざまな自然環境を緑地（森林や草地），青地（河川や海）に分け，衛星データを用いて緑地または青地から自宅，学校までの距離を測定し，それぞれの子どもについて，1日にどれくらい自然環境に触れているかを割り出しました．そして，自然環境に触れることが子どもの認知機能の発達，メンタルヘルス，総合的な幸福感にどれほどの影響を与えるかを2年にわたり調査しました．その結果，緑地のなかでも特に1メートル以上の木々が茂る森林に触れることが多いほど，2年後の認知機能の発達スコアが高くなり，さらに情緒的・行動的問題のリスクが16％低くなることがわかりました．草地でもそれに近い結果が得られましたが，驚くことに青地（川，湖，海）との触れあいでは効果がみられませんでした[2]．

　森林との触れあいがこのような恩恵をもたらす機序は明らかにはなっていませんが，森林浴には免疫機能をサポートし，心拍変動や唾液中のコルチゾールを減少させるという生理的な効果があると報告されており[3, 4]，森林のなかで行う運動と豊富な動植物による視聴覚的な刺激がわれわれの心身を安定させてくれる可能性はあります．

　ロンドンでは5〜16歳までの児童・青少年の10人に1人が精神疾患を患っているそうで，都市化により緑地が失われている影響は少なからずありそうです．私が無意識に喧噪を離れて山に行くのは，本能的にこれらの効果を求めているのでしょう．森林で見つかる成分は医薬品へのヒントになるのかもしれません．

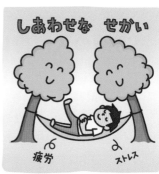

しあわせな せかい
疲労　ストレス

引用文献

1) Shaw RW, et al：Ambient concentrations of hydrocarbons from conifers in atmospheric gases and aerosol particles measured in Soviet Georgia. Environ Sci Technol, 17：389-395, 1983（PMID：22239188）
2) Maes MJA, et al：Benefit of woodland and other natural environments for adolescents' cognition and mental health. Nature Sustainability, 4：851?858, 2021
3) Morita E, et al：Psychological effects of forest environments on healthy adults：Shinrin-yoku（forest-air bathing, walking）as a possible method of stress reduction. Public Health, 121：54-63, 2007（PMID：17055544）
4) Li Q：Effect of forest bathing trips on human immune function. Environ Health Prev Med, 15：9-17, 2010（PMID：19568839）

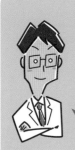
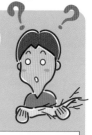

日常診療でこんなに役立つ！
漢方薬の使い方
漢方専門医が本音で教えます

吉野鉄大（慶應義塾大学医学部漢方医学センター）

日常診療でよく出会う場面で漢方薬を選ぶ場合，どのように使い分けるか，使うときの考え方を解説します．なお本連載では，利便性のためツムラの製品番号を併記しています．

第4回　番外編：漢方を学ぶにあたって知っておきたいこと

◇ はじめに

　早いもので本連載も4回目を迎えました．西洋薬と漢方薬の両方をにらんだ薬剤選択をご紹介してきましたが，ひと息いれて，番外編として漢方薬を学ぶうえで知っておくとよいかもしれないことをご紹介してみようと思います．

症例提示

　20歳代，研修医．漢方薬はいくつか聞いたことがあるものの，自分の判断で患者に使ってよいものか考えあぐねている．今回選択科目のローテーション期間で4週間，漢方医学センターをローテーションしてみることにした．

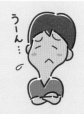

漢方薬の入門書について

　漢方薬や漢方医学をとり扱う書籍はかなりたくさんあります．かくいう本連載も，将来的には単行本になるかもしれず，そのカオスを悪化させてしまうかもしれません．そのなかでも，圧倒的におすすめなのが日本漢方医学教育協議会が編集した「基本がわかる 漢方医学講義」（羊土社，2020）[1]！全国の医科大学から漢方の教員が集結し，学生講義に使用するための共通教科書作成をめざして編集されたものです．書き振りの統一感や，キャッチーなイラストなど，読みやすい書籍で，学生，研修医に自信をもってお勧めしてきた書籍です（COIはありません）．

漢方専門医というのは何者なのか

　日本東洋医学会が認定している漢方専門医は，西洋医学の基礎領域をもちながら，学会が認める施設で3年間以上の東洋医学の臨床研修を積み（3年以上継続して学会員であること，所定単位数の取得），症例報告や筆記試験，面接試験を乗り越えた漢方医学の専門家です．研修開始

前に基礎領域の認定医もしくは専門医の取得が求められ，5年ごとに更新も必要です．

漢方外来で行われていること

　　漢方外来を受診する患者さんの悩みは本当に多種多様です．頻度の高い症状は，**冷え，皮膚の痒み，頭痛，不眠，不安・抑うつ，月経痛，不妊，更年期症状**などです[2]．

　　さらに，わざわざ漢方外来を受診した背景として，薬剤に対する副作用を経験していたり，どんなに検査をしても症状に対する異常が指摘されず，担当医に「気のせいです」「もう来なくてよいです」などとくり返し言われたりしたことで西洋医学に対する不信感をもっていたりする方も少なくありません．こうした患者さんに対しては，頭ごなしに修正しようとするのではなく，漢方薬を併用しつつ患者さんの希望をくみとりながら，時間をかけてこちらの治療方針を説明していく必要があり，必要な西洋医学的標準治療もくり返し勧める忍耐が求められます．うまくいけば，通常の内科外来には継続通院しないけれど，漢方外来には継続通院し，漢方外来で処方されるのであればと降圧薬や抗うつ薬を内服してくれる方もいらっしゃいます．

　　また，患者さんが「かんぽう」といってサプリメントやら，なんとか酵素やら，アーユルヴェーダ（インドの伝統医学で漢方医学ではないもの）やらを持ってくることもあり，いわゆる補完代替療法ゾーンを広くカバーする知識（と，知らなかったときに調べる程度の興味）も担当医には求められます．

　　いずれにせよ，大切なことは漢方外来が「ただ漢方薬を選ぶ場」ではない，ということです．さまざまな症状，背景をもって，なんとかしようともがき苦しみ，どうにもならなくなっている方が，もう一度自分の生活と向き合い，もつれきった糸をほぐしていく過程を一緒に歩んでいく，そんな場であると思っています．

漢方薬の選び方
～一度処方クラスタに着地してから漢方薬を決める

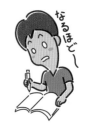

なるほど〜

　　本連載では，処方の距離を図示して漢方薬の関係性をわかりやすく図示してみています．構成生薬が近い処方は，使う患者像も近くクラスタを形成しているといえますので[3]，まずはどの処方クラスタ（構成生薬が類似した処方群）の処方を使用するか目星をつける必要があり，特に気血水（きけっすい）がこのクラスタ選択に大きく関与しているのではないかと思います．東洋医学的な診断である「証（しょう）」は，体を構成する三大要素のアンバランスを示す気血水の他に，陰陽（いんよう）・虚実（きょじつ）・寒熱（かんねつ）・表裏（ひょうり），五臓（ごぞう），六病位（ろくびょうい）などの基本概念を通して患者さんが現時点であらわしている症状を認識し，さらに病態の特異性を示す症候をとらえた結果を総合して得られる診断です．証は疾病分類というだけでなく治療の指示でもあるため，証が決まることで処方も決まるのです[4]．

　　さらに処方クラスタのなかで1つの処方を選ぶためには，抵抗力・反応力の程度を示す虚実，治療のために温めるべきか冷ますべきかを示す寒熱，さらにその処方を特徴づけるキーワード

である口訣（くけつ，と読み，漢方医がそれぞれもつ症例報告ベースの言い伝えのことを指します．例：頑固な三叉神経痛に五苓散）などを用いることになります．一般的に漢方の教科書には気血水の前に虚実や寒熱のことが書いてあるので，まずその診断をつけないといけないと思ってしまいがちですが，処方を選択するうえでは順番をひっくり返して，まず気血水から考えることをお勧めします．

漢方薬について，基礎研究で報告されていること

　漢方薬の薬理作用については，処方レベル，生薬レベルで膨大な研究結果が報告されていて，とてもここで紹介しきれませんので，総論的な話だけ行います．

　漢方薬の特徴は色（色素）と香り（精油）を豊富に含むことです．色素成分には抗酸化作用・抗炎症作用が報告されているものが多く[5, 6]，植物の体表面に色素成分が集中していることで日光や捕食者から体を守っているものを，漢方薬として経口摂取していると考えられています．また，精油成分にも抗不安作用・抗うつ作用などが報告されているものが多く存在します[7]．

　また，漢方製剤の1つのパッケージ内には数百の化学物質が（それぞれの含有量は少ないとしても）含まれていますが，そのうち吸収されて血中で検出されるものはごく一握りです[8]．その一握りの化学物質は，グルクロン酸抱合，水酸化，硫酸抱合などさまざまな二次代謝を受けて[9]，生理活性を発揮したり，排泄されたりしています．吸収されないものは，プレバイオティクスとして腸内細菌叢に影響を及ぼし，数カ月かけて腸内細菌叢の変化を促していきます[10]．近年注目されている腸脳相関などを経由して自律神経に作用し[11]，症状改善に関与しているのではないかと推測されており，これまで「体質が改善する」と表現されてきたことの一部を説明するのではないかと考えられます．

漢方薬について，臨床研究で報告されていること

　漢方薬についての臨床研究は前回連載でもお伝えした通りEKAT（Evidence Reports of Kampo Treatment，漢方治療エビデンスレポート）にまとめられています．漢方薬自体がもつさまざまな制約により，残念ながらエビデンスレベルの高い研究は実現していませんが，EKAT自体を「漢方薬の効果が期待できる場面のリスト」として参考にして，日常診療で漢方薬を使用するヒントにしていただくというのが現実的な落としどころなのではないかと思います．

漢方薬を投与した後で

　漢方薬を投与した後，数回の内服で症状が魔法のように改善する方も，稀にはいるのですが，それは薬が効いているためかプラセボ効果なのか，よくわかりません．一般的には，何週間から何カ月という単位でじわじわと改善の実感が得られ[12]，最終的に症状が残りながらも日常生活への支障が随分減る，という経過を辿る方が多いです．実際に近年の統合医療領域の学会では，「症状の程度」そのものに注目するのではなく，「日常生活への支障の程度」を評価していくことで治療効果を判定した方がよいだろうという議論もなされています．

　また，残念ながら2～3割の方は症状の改善が得られないというのも実感としてあります．いずれにせよ，2週間程度で次から次へと処方を変更していくというのはお勧めできません．私は症状の改善が芳しくなくやむをえず処方を変更するまでに少なくとも2～3カ月は継続するようにしています．また，漢方での改善がみられない場合は，鍼治療など非薬物療法も検討することになります．

◇ 漢方薬を終えるとき

　症状がすっかり治まってしまえば，漢方薬を終了してもよいと思われます．ただ，終了後に症状が再燃する方もいるので，個人的には漸減を提案することも多いです．また，症状が完全に消失するという方は少なく，なかなか止められずに何年も通院する方が多いというのも現実です．

◇ 漢方外来通院を終えるとき

　漢方薬を飲まなくても調子がよい，ということであればもちろん通院を終了することになりますが，悩ましいのは症状が残っているのに治療効果が芳しくない場合です．自分で考えうるあらゆる手を尽くしたのに全く改善しない場合，ほかの漢方専門医に別の視点から診ていただくことも選択肢でしょう．

症例のその後

　漢方医学センターでの研修開始後，研修医は毎日，午前は漢方外来の陪席を行い，午後は生薬を用いた煎じ薬をつくってみたり，生薬を粉末にした散剤と煎じたものとエキス製剤の比較をしてみたりした．将来漢方専門医になろうと思うほどの情熱を漢方に注ぐつもりはなく，あくまで「普通の内科医」をめざしてはいるものの，漢方薬をとり入れた外来に興味をもち，専門以外にも目を向けた総合的な外来をめざして勉強していこうと決意した．

◇ おわりに

　今回は漢方薬の紹介ではなく，漢方医学や漢方外来についてのご紹介でした．病棟研修が中心になりがちな初期研修で十分な外来研修の機会が得られないまま，3年目になったら業務として，またはアルバイトとして，突然一人で外来診療に従事する，という方も多いのではないかと思います．漢方薬や漢方の考え方を携えて外来診療に飛び込んでいただき，エビデンスだけでは語りきれない場でも生き抜いていただきたいです．

Take Home Message

◆ おすすめの教科書は日本漢方医学教育協議会 / 編
「基本がわかる 漢方医学講義」（羊土社，2020）[1]

◆ 西洋医学の外来で診断がつかない，治療がうまく進まない場合
には，漢方外来も選択肢に

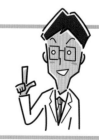

◆ 文　献

1）「基本がわかる 漢方医学講義」（日本漢方医学教育協議会／編），羊土社，2020
2）Moschik EC, et al：Usage and attitudes of physicians in Japan concerning traditional Japanese medicine（kampo medicine）：a descriptive evaluation of a representative questionnaire-based survey. Evid Based Complement Alternat Med, 2012：139818, 2012（PMID：22319543）
3）Yoshino T, et al：Kampo Traditional Pattern Diagnosis and the Clustering Analysis of Patients with Cold Sensation. Journal of alternative and complementary medicine, 20：A47, 2014
4）「学生のための漢方医学テキスト」（日本東洋医学会学術教育委員会／編），p10，南江堂，2007
5）Minich DM：A Review of the Science of Colorful, Plant-Based Food and Practical Strategies for "Eating the Rainbow". J Nutr Metab, 2019：2125070, 2019（PMID：33414957）
6）Sharma S, et al：Functional relationship of vegetable colors and bioactive compounds：Implications in human health. J Nutr Biochem, 92：108615, 2021（PMID：33705954）
7）Zhang N & Yao L：Anxiolytic Effect of Essential Oils and Their Constituents：A Review. J Agric Food Chem, 67：13790-13808, 2019（PMID：31148444）
8）Nishi A, et al：Deconstructing the traditional Japanese medicine "Kampo"：compounds, metabolites and pharmacological profile of maoto, a remedy for flu-like symptoms. NPJ Syst Biol Appl, 3：32, 2017（PMID：29075514）
9）Ohbuchi K, et al：Differential annotation of converted metabolites（DAC-Met）：Exploration of Maoto（Ma-huang-tang）-derived metabolites in plasma using high-resolution mass spectrometry. Metabolomics, 16：63, 2020（PMID：32335721）
10）Miyoshi J, et al：Time-, Sex-, and Dose-Dependent Alterations of the Gut Microbiota by Consumption of Dietary Daikenchuto（TU-100）. Evid Based Complement Alternat Med, 2018：7415975, 2018（PMID：29681983）
11）Teratani T, et al：The liver-brain-gut neural arc maintains the T(reg) cell niche in the gut. Nature, 585：591-596, 2020（PMID：32526765）
12）Horiba Y, et al：Effectiveness of Japanese Kampo treatment in dysmenorrhea：Single-center observational study. Traditional & Kampo Medicine, 5：51-52,2018

吉野鉄大（Tetsuhiro Yoshino）
慶應義塾大学医学部漢方医学センター
新潟県で18世紀から続く農家の9代目．田中角栄と同じ小学校卒業．お菓子はブルボン，生薬はオウレン，アイドルはNegiccoを応援しています．
先日，子供と一緒に稲刈りしてきました．

Book Information

基本がわかる　漢方医学講義

発行 ⑨羊土社

基本がわかる
漢方医学
講義
Essential Lecture on Kampo Medicine
⑨ 日本漢方医学教育協議会
Japan Council for Kampo Medical Education

日本漢方医学教育協議会／編

● 全国82医学部で作成した共通テキスト．60分×4コマの講義＋αの内容をまとめた1冊
● これからの医師に必要となる漢方の基礎知識を99のChartでやさしく解説

□ 定価2,420円（本体2,200円＋税10%）　□ B5判　□ 207頁　□ ISBN 978-4-7581-1875-0

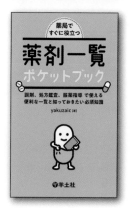
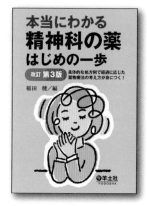
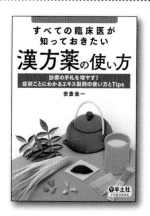

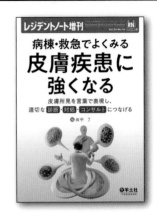
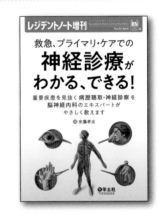
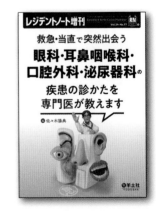

Step Beyond Resident

知っておこうこんな頭痛 Part2
～触ってなんぼの疼痛診断～

福井大学医学部附属病院総合診療部　林　寛之

コモンな小後頭神経痛，大後頭神経痛

頭痛といえば，くも膜下出血と髄膜炎，脳梗塞，血管解離だけは見逃したくない．脳梗塞やTIA（一過性脳虚血発作）であっても，軽度～中等度の頭痛が出るという（Headache, 59：469-476, 2019）．でも日常臨床では，大後頭神経痛や小後頭神経痛がいかに多いことか….そして診断されてないことが多い．大・小後頭神経痛は比較的稀とされているが，それは単独でのこと．首に負担がかかる頸肩腕症候群や頸椎症，緊張型頭痛にそこはかとなく合併してくることは臨床家なら経験している人も多いだろう．診断のキモは臨床診断であること，そして除外診断であることを知っておくことが大事なんだ．あ，身体所見のとり方がへたくそだと永久に診断できない疾患でもあるんだよね．

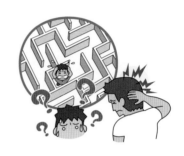

 患者C　70歳　女性　　　　　　　　　　　大後頭神経痛

頭頂部痛を訴えて患者Cが救急外来を受診した．2日前の朝，起床時に突然発症の頭痛があったという．すぐに近隣の救急病院を受診し，頭部CTを撮ったが異常を認めず，NSAIDsで様子をみるようにいわれた．しかしその後も，じわーっと痛かったり，ビーンと痛かったりしているが，家事などをしているときは気がまぎれるためかあまり気にならないという．でも患者Cはずっと痛みがあると主張した．バイタルサインや身体所見は異常なし．研修医Mは，再度頭部CTをオーダーしたが，異常は認めなかった．これくらいでMRIまで撮るべきかどうか悩んだ研修医Mは上級医Hにコンサルトした．

上級医Hは「病歴のとり方が甘いよ」と諭し，再度病歴をとり直した．頭痛の出る前日は1人でじゃがいもを300個以上埋めるたいそう根気のいる農作業をしたという．例年ならご主人が主体でやってくれるが，今回だけはご主人の都合がつかず，1人で頑張ったと誇らしげに話した（上級医Hが農作業の大変さに共感し，患者Cを褒めちぎったことは言うまでもない）．そして重い農作業をした次の朝，気持ちよく目覚めたものの，布団から起き上がろうと体を勢いよく起こした際に，ビーンと数秒の激痛が後頭部から頭頂部まで走ったことがわかった．その後は首を前傾にした状態で座位または立位でいるとじわーと痛みがあり，頭を動かした際に神経痛様の痛みが走るという．確かに風呂に入ると楽で，夜間寝ているとき

も楽であることもわかった．上級医Hが大後頭神経を触ると激痛が走り，同部位の神経ブロックを施行した．

 患者D　22歳　女性　左耳が痛い　　　　　　　　　　　小後頭神経痛

　ときどき左耳が痛くて困っていると患者Dが救急外来を受診してきた．ここ3カ月ほど頭痛が出ることがあり，脳神経内科や耳鼻科を受診して，画像検査も含めて精査をするも原因不明という．痛みは数秒間の激痛のこともあれば，じわーっと痛むこともあるという．研修医Mは頭部CTを撮影したが異常を認めなかった．今度こそ，と思い大後頭神経を触ったが，大して痛みは誘発できなかった．さらに研修医Mが心理社会的アプローチを心がけて病歴をとるも手掛かりは得られず，再度上級医Hにコンサルトした．

　上級医Hは「病歴のとり方がまだまだ甘いよ」と心の古傷に塩を塗ってきた（クソォ！）．患者Dは大学を卒業してすぐ介護職に就職して4カ月が経過しようとしていた．高齢者の介護は思ったより力がいること，肩こりも強くなっていることなどを聞きだした．ズキンと左耳のところが痛くなるものの，たしかにお風呂で楽になり，夜間に痛みで目が覚めることはないこともわかった．上級医Hが小後頭神経を触診すると激痛が誘発された．同部位の神経ブロックを施行し痛みが消失した．患者Dが新社会人として頑張っていることを褒めたたえ，その予防のための体の使い方，リハビリテーションの方法などを指導し，患者Dは意気揚々と志を新たに足取りも軽く帰宅していった．

研修医M

「大後頭神経痛って瞬間的な電撃痛のようなものだと思っていたんですが，じわーっと痛いこともあるんですかぁ？きちんと頭を触ったつもりなのに，僕が触っても全然痛くならなくって触診のしかた教えてくださいよぉ」

 よくある頭痛，忘れられた頭痛：大後頭神経痛，小後頭神経痛

　後頭神経痛は大後頭神経痛（C2由来の頸髄神経が主で，一部C3由来の頸髄神経）と小後頭神経痛（C3頸髄由来）がある．頭頸部の筋肉を貫く際に同神経が絞扼されて生じる疾患だ．診断基準を表1に記す．「神経痛だから，数秒から数分の激痛」というものの，それは首や頭に力を入れたときに生じるのであって，長時間立位や座位でいるだけでも，じわーっと神経が圧迫されて持続性の鈍痛が伴うことだって当然ある．前皮神経絞扼症候群だって，立位や座位ではじわーっと腹痛があり，動いた瞬間に激痛が走るっていうから，全く同じ原理だよね．**単独で後頭神経痛になることもあるものの，頸椎症や頸肩腕症候群に合併する場合は実に多い**．

　後頭神経の分布を考えると，後頸部・後頭部から，大後頭神経では頭頂部へ，小後頭神経なら側頭部へ放散痛が走るのがわかる．**放散痛の先端のみの痛み（大後頭神経では頭頂部，小後頭神経なら側頭部）を訴えて来院する場合もあるので，注意が必要だ**．

　診断は①病歴＋身体所見が最も大事で臨床診断すればいいが，②あくまで除外診断であることを肝に銘じておこう（図1）．

　後頭神経痛が強いと，顔面痛（三叉神経痛）も出現することがある（大後頭三叉神経症候群，頸原性頭痛）は前回解説すみだ（2023年10月号）．さらに頸髄神経叢は脳神経（Ⅷ，Ⅸ，

表1　後頭神経痛の診断基準（ICHD-3）

A	片側性または両側性の大後頭神経，小後頭神経または第3後頭神経支配領域の痛みでB～Dを満たす
B	以下の3項目中2項目以上を満たす
	1. 数秒から数分持続する発作性頭痛をくり返す
	2. 疼痛強度は強い
	3. 刺すような鋭い痛み
C	疼痛は以下の2項目を満たす
	1. 頭皮や髪の毛に疼痛刺激があるときは，感覚異常やアロディニアを伴う
	2. 以下のa) b) の一方または両方を満たす 　a) 後頭神経に圧痛 　b) 大後頭神経基部またはC2領域に圧痛・トリガーポイントを認める
D	神経ブロックで痛みは改善する
E	ICHD-3でほかの疾患によらない

文献1より引用.

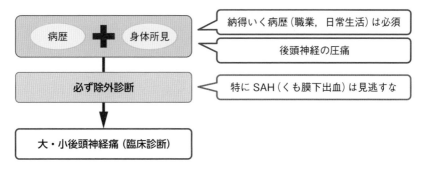

図1　後頭神経痛（大・小後頭神経痛）の診断のポイント

　X）および交感神経とも影響し合い，視力障害や眼痛（67％），耳鳴り（33％），めまい（50％），嘔気（50％），鼻閉（17％）も起こりうる．上位頸椎の疾患は脳神経と密接に関係しており，顔面痛やさまざまな症状が出現しうるのは解剖学的に説明できるのは知っておくといい．

 ## 病歴はとても大事…でもあくまでも除外診断！

　頸部に負担がかかったという病歴はとても重要だ．**特に職業・運動，趣味や痛みが出る前日の行動をしっかり聞こう**．多くの場合，患者さんは気づいていないからか，「別に特別なことは何もしていない」，「別に」などと答えることが多いので，**ありありと再現フィルムをつくるくらいしつこく病歴を聞くことが肝心だ**．親に内緒で夜中にずっと首を曲げた無理な姿勢でスマホゲームをしていた若者は，親の前では口が裂けても

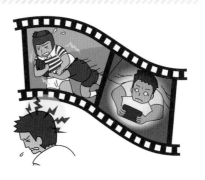

スマホのやりすぎとは口を割らないんだよ．豊かな想像力が問診力を鍛えるんだ．ダイエットのためにアクロバティックな運動をはじめた，畑の作業が今回だけ一人で頑張らないといけない事情ができてしまった，冬用タイヤに車2台分交換した（重いものを持って届んだ）など，いろいろ出るわ出るわ，**納得のいく病歴にたどり着くのが大事**なんだ．

ただし，首に負担のかかる仕事や運動をしている人は多く（力仕事，パソコン従事者，長時間運転手，ラグビー，サッカー，弓道など），**後頭神経痛は実はありふれた疾患といえる**．弓道をしていると，弓を引く際に左を向くことが圧倒的に多いため，左の頸椎椎間関節に圧痛があり，左後頭神経に圧痛を認めることがある．また勉強の姿勢が悪く，首を傾けて勉強ばかりしていると，後頭神経の圧痛が著明な人は結構多い．片側のことが多いが，姿勢や体の使い方によっては両側が痛くなってもおかしくはない．

後頭神経に圧痛を認める人はあまりにもありふれているため，**今回医療機関を受診するに至った特別な事情を聴きださない限り，圧痛があるからといってすぐに同疾患の診断に飛びついてはいけない．あくまでも大・小後頭神経痛は除外診断であることをお忘れなく**．特に後頸部痛を訴える場合，SAH（くも膜下出血）や椎骨動脈解離は必ず鑑別しておこう．またArnold-Chiari症候群や環軸椎亜脱臼，変形性頸椎症など上部頸椎疾患は後頭神経痛が出るのは当たり前なので見逃さないようにしよう．そのほか腫瘍，血管疾患なども原因としてありうるため，必要に応じて画像診断で除外しておくことは肝要だ．

身体所見のポイント

外後頭隆起と乳様突起を結ぶ線（後頭骨上項線）上をほぼ3等分したところに大後頭神経，小後頭神経の出口がある（図2）．正中から2.5 cmずつ外側という記載もあるが，体格によって異なるため，大後頭神経と後頭動脈が出てくるくぼみをしっかり探した方がいい．後頭動脈の拍動を触れて探すという記載もあるが，実際なかなか拍動は触れないんだよね．小後頭神経は胸鎖乳突筋の後縁を上行するため，頭部付着部で圧痛点を探すとわかりやすい．圧痛点を探す際は，神経を乗り越えるように左右に斜め上に圧迫するようにして圧痛を探すといい．おで

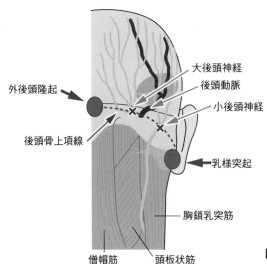

図2　大後頭神経・小後頭神経の位置

こを押さえつつ診察する方がうまく圧痛点を探せる（図3）．この**後頭神経の圧痛点をしっかり触れないと，診断できない**のでしっかり練習しておこう．ラグビー部やサッカー部など首を酷使した友人は同部位の圧痛があることが多いので，練習させてもらうといいよ．誰でも強く押さえれば痛みが誘発されるので，ちょっと強く，でも気持ちは優しく触診しよう．

後頭神経ブロックの裏技（表2）

　治療はNSAIDsや筋弛緩薬などが使用されるが，そう簡単には痛みはひかない．同部位への神経ブロックが最も効果がある．「頭に注射するなんて！」と抵抗があるのはわかるが，針を皮膚に平行に進めていけばそんなに怖い手技ではない．1％リドカインまたは0.75％ロピバカインを8〜10 mLほど10 cc注射器に吸った後，23 Gの針をつけ，キャップを少しずらして針をグイっと曲げてやればいい．そうすると，皮下において皮膚に平行に針を進めるのはとても楽チンになるんだ．ここで注意が必要なのは，キャップで何度も針の角度を変えると，金属疲労で針が折れるので，一度針を曲げたらもう角度を調整をしてはいけない．一回こっきりでしっかり曲げよう．また神経ブロックの後は，**決してリキャップをしてはいけない**．そんなの当たり前だが，特に針が曲がっている場合は，キャップを突き抜けて針の頭が出てくることがあるんだ．針刺し事故は絶対にダメ．

　C 1/2の高さだと奥深く刺さると危険なため，より安全ですぐ下に後頭骨がある後頭骨上項線上で圧痛点に注射する．この場所ならどうせ深く刺しても後頭骨に当たるだけなので断然安全だ．注射部位をしっかりアルコール綿で消毒した後，まずは27 Gの針でゆっくり時間をかけて0.1〜0.2 mL皮内注射して直径約5〜7 mm大の膨疹をつくってやるといい．その上から針を刺して神経ブロックするとあまり痛くない注射になるよ．曲げた針を皮下5 mmほどの深さに刺したら皮膚に平行に進めていく．慣れていないと，皮下直下に注射してしまい，全然効かなくなるのでご注意を．血液の逆流がないのを確認後，局所麻酔を入れながら針を引いてくればいい．ちょうどカラスの足跡のように，3方向に局所麻酔を広げよう．皮膚の刺入部で方向を決めたら，針先は容易に方向を変えらえないので，皮膚刺入部近くまで針を引いてから，

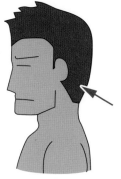
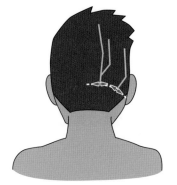

おでこを押さえつつ，
神経を斜め前上方向に圧迫して
圧痛点を探す

神経を乗り越えるように
左右に押さえて圧痛点を探す

図3　後頭神経の圧痛点の探し方

表2　後頭神経ブロック手技

皮膚にまず皮内注射で穿刺部位を0.1 ～ 0.2 mLで膨疹をつくる
1 ％リドカインを約10 mL吸ってから，針を曲げて皮膚に平行に皮下に注射できるように準備しておく（A）
つくった膨疹の上から曲げた針を刺し，皮下5 mm程度の深さのところで皮膚に平行に進めていく（B）
後頭動脈があるので，必ず血液の逆流がないことを確認する
カラスの足跡のように，3方向に局所麻酔を広げる（C）
大後頭神経に4 ～ 5 mL，小後頭神経に3 ～ 4 mLほど1 ％リドカインを注射する
ブロック後は，出血しやすいので，十分圧迫止血する必要がある
超音波で後頭動脈の拍動を確認して，後頭神経を同定することもできる

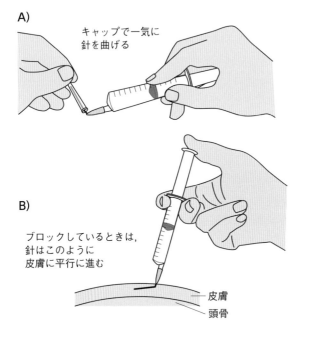

A)
キャップで一気に
針を曲げる

B)
ブロックしているときは，
針はこのように
皮膚に平行に進む

皮膚
頭骨

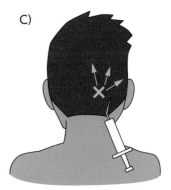

C)

カラスの足跡のように
3方向に局所麻酔を広げる

針を進める方向を変えていくのがコツだ．神経ブロックは慣れた上級医のもとでまず見せてもらおうね.

　神経ブロックなんてどうせ一時しのぎと思ってはいけない．15 ～ 36 ％で長期にわたって効果を示すんだから．ふっふっふっ.

 ## 後頭神経ブロック以外の治療

　薬物療法では，NSAIDsや神経疼痛治療薬，筋弛緩薬，ガバペンチン，三環系抗うつ薬なども使用される（麻薬はエビデンスがなく推奨されない）．しかしながら定期的なストレッチやマッサージ，そして日常生活の姿勢を直さないとなかなか治ってこないよねぇ．難治例では高周波熱凝固や高周波パルス療法，凍結融解療法などが試みられている．針きゅうや肩こり用の電気刺激で毎日刺激すると，痛みの閾値が上がるというのは理論的には理解できる.

> **大・小後頭神経痛**
> ● ありふれた疾患なので，職業や日常動作から納得いく病歴がなければ診断に飛びつくな
> ● 圧痛点をしっかり触れないと診断ができない

cervicogenic angina（頸原性狭心症）

　ここまでくると勘弁してほしいが，頸椎が原因で胸痛が出ることもある．頸原性狭心症（cervicogenic angina）といい，頸椎を動かすと胸痛や息切れが悪化する．頸椎の可動域制限があり，疑ったらSpurlingテストで症状の再燃をみる．変形性頸椎症や頸髄症性神経根症，頸椎ヘルニアなどが関係していると考えられるが，その機序ははっきりわかっていない．およそ70〜72.6％の例で下位頸椎（C4-7）の神経根の圧迫を認めたという．腕神経叢（C5-T1）が胸筋や上肢への神経を伸ばしていることも一因だろう．首って大事なんだよねぇ．しかしながら本物の心筋梗塞だけは見逃したくないので，**あくまでも除外診断**と思っておこう．変形性頸椎症をもっている狭心症・心筋梗塞患者は山ほどいるからね．頸原性狭心症を疑ったら，整形外科でまずじっくり頸椎を治してもらおう．

> **頸原性狭心症**
> ● 下位頸椎症が原因で胸痛や息切れが出ることがある
> ● 頸の診察もお忘れなく

Check！ 文献

1) International Headache Society：13.4 Occipital neuralgia．The International Classification of Headache Disorders 3rd edition.
https://ichd-3.org/

2) Choi I & Jeon SR：Neuralgias of the Head：Occipital Neuralgia. J Korean Med Sci, 31：479-488, 2016（PMID：27051229）
↑必読文献．後頭神経痛のreview．大後頭神経痛が90％，小後頭神経痛が10％の比率．大後頭神経が脳幹でほかの神経と連結しており，脳神経（Ⅷ，Ⅸ，Ⅹ）および交感神経の症状も出ることがある〔視力障害や眼痛（67％），耳鳴り（33％），めまい（50％），嘔気（50％），鼻閉（17％）〕．神経ブロックにより数カ月にわたって鎮痛できる場合もある（15〜36％）．

3) Swanson D, et al：An Update on the Diagnosis, Treatment, and Management of Occipital Neuralgia. J Craniofac Surg, 33：779-783, 2022（PMID：34753868）
↑後頭神経痛のreview．後頭神経痛は独立した疾患かどうかもまだ議論の余地がある．さまざまな治療法が考案されているということは，なかなかコントロールが難しいこともあるってこと．みんな生活が懸かっているから簡単に仕事を変えるってできないものねぇ．

4) Narouze S：Occipital Neuralgia Diagnosis and Treatment：The Role of Ultrasound. Headache, 56：801-807, 2016（PMID：26997206）

↑後頭神経痛にも超音波を使えるようになると格好いい．除外診断についても言及あり．頭半棘筋と下頭斜筋の間を走行する浮腫状の大後頭神経の描出像（C 1/2の高さで）や後頭部で僧帽筋のすぐ下を走行する像が紹介されている．平べったいechogenicな（高輝度の）神経として描出される．後頭動脈を目印にして，圧痛部位を確認して探すといい．超音波下に局所麻酔を注射するだけでなく，高周波治療や末梢神経刺激までできるというからすごい．

5) Pan W, et al：Occipital Neuralgia. Curr Pain Headache Rep, 25：61, 2021（PMID：34287719）

↑後頭神経痛のreview．NSAIDsやアセトアミノフェン，プレガバリンなどの神経疼痛治療薬，筋弛緩薬，ガバペンチン，三環系抗うつ薬なども使用される．麻薬はエビデンスがなく推奨されない．後頭神経ブロックが第一選択となる．その他高周波熱凝固，高周波パルス療法，冷凍融解療法やボツリヌス毒など．末梢神経電気刺激も有効．

6) Kastler A, et al：Greater occipital nerve cryoneurolysis in the management of intractable occipital neuralgia. J Neuroradiol, 45：386-390, 2018（PMID：29273528）

↑難治性大後頭神経痛に対する凍結融解療法の6例の症例報告．

7) Li J & Szabova A：Ultrasound-Guided Nerve Blocks in the Head and Neck for Chronic Pain Management：The Anatomy, Sonoanatomy, and Procedure. Pain Physician, 24：533-548, 2021（PMID：34793642）

↑専門医向けの超音波ガイド下神経ブロック手技が詳説されている．頸椎の深いところも超音波で見ながらブロックすると安全そうだが，これはペインクリニックでやってもらう方がいい．とにかく複雑．

8) Skinner C & Kumar S：Ultrasound-Guided Occipital Nerve Block for Treatment of Atypical Occipital Neuralgia. Cureus, 13：e18584, 2021（PMID：34765351）

↑C2の高さで頭半棘筋と下頭斜筋の間を走行する大後頭神経の神経ブロックが有効であったという症例報告．

9) Abbas A, et al：Serum CGRP Changes following Ultrasound-Guided Bilateral Greater-Occipital-Nerve Block. Neurol Int, 14：199-206, 2022（PMID：35225886）

↑後頭神経ブロック後に著明にCGRP濃度が下がったという報告．片頭痛じゃあるまいし，CGRPが効果があるというコンセンサスはまだないが，後頭神経痛が強いと，片頭痛持ちの人は片頭痛も出てくるというのも説明がつくのかも．

10) Hoffmann J, et al：Greater occipital nerve block modulates nociceptive signals within the trigeminocervical complex. J Neurol Neurosurg Psychiatry, 92：1335-1340, 2021（PMID：34312221）

↑1％リドカインでの大後頭神経ブロックによって機能性MRIで三叉神経頸髄複合体の活性（特にC2）が有意に低下したと報告．上位頸部に入る疼痛刺激が三叉神経を刺激して片頭痛をもたらすことがあり，反対に片頭痛で後頭部痛がある場合は大後頭神経ブロックは有効な治療手段になりうる．

11) Chu EC, et al：Cervicogenic Angina and Dyspnea Secondary to Cervical Radiculopathy. Cureus, 15：e37515, 2023（PMID：37064724）

↑頸原性狭心症の症例報告と考察．下位頸椎，特にC 4-7の神経根が胸痛や呼吸苦を生じさせている．胸筋も関与してくるため，息苦しく感じることもうなずける．腕神経叢が腋窩や第一肋骨を通って胸筋や上肢への神経を伸ばしていることが関係していると考えられる．

12) Chu EC：Cervical Radiculopathy as a Hidden Cause of Angina：Cervicogenic Angina. J Med Cases, 13：545-550, 2022（PMID：36506762）

　↑頸原性狭心症の症例報告．胸痛患者の70％は非心原性であり，逆流性食道炎が最も多い（60％）．PPIを試しても治らない場合は，整形外科的疾患も考慮が必要．

13) Brown NJ, et al：Spinal pathologies and management strategies associated with cervical angina（pseudoangina）：a systematic review. J Neurosurg Spine, 34：506-513, 2020（PMID：33276331）

　↑システマティックレビューといっても，症例シリーズなどが中心で，さすがに頸原性狭心症はまだまだ認識が低い疾患といえる．頸椎としては，C5-6（37％），C6-7（30％），C4-5（27％），C3-4（4％）の順であった．頸椎ヘルニアが72.6％と最も多く，その他後縦靱帯骨化症，変形性頸髄症などがある．リハビリテーションで治るのはたった13.0％で，外科手術で加療された例が最も多かった（84.4％）．

No way！アソー！モジモジ君の言い訳

～そんな言い訳聞き苦しいよ！
No more excuse！No way！アソー（Ass hole）！

×「頭部CTでは問題なかったので，NSAIDs出して帰していいですか？」

→きちんと診察して診断をつけよう．昨日は長距離運転をしたという病歴があるうえ，しっかり大後頭神経に圧痛があるじゃないか．SAHでなければハイおしまいなんていう臨床をしていてはいけないよ．

×「大後頭神経痛でいいと思うんですけどね」

→大後頭神経に圧痛があるから大後頭神経痛と診断してはいけない．それなりの病歴がない場合はしっかりとフォローアップすべき．ホラ次の日に帯状疱疹が出てきたじゃないか．

×「大後頭神経ブロックが全然効きません」

→びびって皮下直下にしか局所麻酔を入れてないとさすがに効かないよねぇ．超音波で大後頭神経の走行と深さを確認すれば，どれくらいの深さかわかるよ．

林　寛之（Hiroyuki Hayashi）：福井大学医学部附属病院救急科・総合診療部

人によっては結構頭痛が強い場合があるので，大後頭神経ブロックはできるに越したことはない．ぜひ上級医に習って，治療ができるようになるとひと皮向けるよ．さて，2024年2月3〜4日はTDRでERアップデートセミナーを開催するから，ディズニーが好きな人，実践向きの勉強をしたい人，TDRを走って体を鍛えたい人はぜひ参加してください．がっつり勉強して，TDRで楽しくヘトヘトになろう！
https://www.erupdate.jp/

1986　自治医科大学卒業	日本救急医学会専門医・指導医
1991　トロント総合病院救急部臨床研修	日本プライマリ・ケア連合学会認定指導医
1993　福井県医務薬務課所属　僻地医療	日本外傷学会専門医
1997　福井県立病院ER	Licentiate of Medical Council of Canada
2011　現職	

★後期研修医大募集中！気軽に見学にどうぞ！Facebook⇒福井大学救急部・総合診療部

シンプルにわかる 外科初期研修 ハンドブック

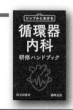

シンプルにわかる

外科
初期研修ハンドブック

編 窪田忠夫　　🐑羊土社

窪田忠夫／編

- □ 定価4,180円(本体3,800円+税10%)　□ B6変型判　□ 296頁
- □ ISBN 978-4-7581-0586-6

- ● 研修の前準備から必須知識・手技, 病棟での動き方まで厳選して解説!
- ● 「箇条書き」かつシンプルな記載で知りたいことがすぐに見つかる!
- ● 外科以外に進む研修医にもおすすめ! ローテーションを有意義に過ごせる!

外科初期研修を乗り切るための必携書!

本書の内容

序

Ⅰ ローテーションの前準備としてやっておくこと
仕事の流れを把握する/知識のつけ方, 学び方, 他

Ⅱ 病棟からのコールにいかに対応するか
1 周術期管理
 Ⓐ代表的な手術のクリニカルパス
 Ⓑ手術前日にやること
 Ⓒ手術当日にやること
 Ⓓ術後にすべきこと
2 よくある合併症への対処法
3 各種ドレーンやステントの管理
 Ⓐ経皮的に挿入したドレーン
 Ⓑ内視鏡的に挿入したステント
 Ⓒ手術の際に留置したドレーン

Ⅲ ベッドサイドや外来で行う外科処置
1 機器や診療材料の種類と用途
 Ⓐ機器/Ⓑ診療材料
2 糸結びと縫合
3 創部のドレッシング
4 腹腔穿刺/腹水ドレナージ
5 胸腔穿刺/胸腔ドレナージ
6 静脈カテーテル
7 ストーマ

Ⅳ 知っておきたい外科手術の基本知識
1 手術機器
2 各種手術のアプローチ
3 代表的な手術
4 概要だけは知っておきたい手術

●シリーズ既刊も好評発売中!

シンプルにわかる循環器内科研修ハンドブック

シンプルにわかる
循環器
内科
研修ハンドブック

池田隆徳／編

- □ 定価 4,180円(本体3,800円+税10%)　□ B6変型判　□ 312頁
- □ ISBN 978-4-7581-0585-9

発行　🐑羊土社　YODOSHA　〒101-0052　東京都千代田区神田小川町2-5-1　TEL 03(5282)1211　FAX 03(5282)1212
E-mail : eigyo@yodosha.co.jp
URL : www.yodosha.co.jp/
ご注文は最寄りの書店, または小社営業部まで

対岸の火事
研修医が知って得する日常診療のツボ
他山の石
中島 伸

他人の失敗を「対岸の火事」と笑い飛ばすもよし，「他山の石」と教訓にするのもよし．研修医時代は言うに及ばず，現在も臨床現場で悪戦苦闘している筆者が，自らの経験に基づいた日常診療のツボを語ります．

その266
軽症頭部外傷あれこれ（その2）

前回は，頭を打った人は頸を捻っていることが多い，と述べました．頸を捻ったことで起こるのは頸椎捻挫だけではありません．なんと，**脳脊髄液漏出症**も起こることがあるのです．知らなければ見当もつきませんが，知ってさえいれば簡単に診断できるので，ぜひとも覚えておきましょう．

脳脊髄液漏出症とは

まず，脳脊髄液漏出症について簡単に述べます．脳は脳脊髄液という無色透明の液体に満たされた頭蓋内にプカプカと浮かんでいるわけです．ところが髄液が漏れると，機嫌よく浮かんでいることができず，頭痛や吐き気など，いろいろな症状が出てきます．**典型的な症状は，立ったり座ったりすると頭が痛くなり，寝ると楽になる**という現象です．おそらく立ったり座ったりしていると脳が下方に引っ張られて頭が痛くなるのだと思います．ところが寝ていると，脳は下方ではなく後方へ，しかも弱い力でしか引っ張られないので，頭痛がみられません．患者さんのなかには診察室に入ってくるなり「先生，横になっていいっすか」といって診察台に横たわってしまう人までいるくらいです．また，普通の頭痛を訴える患者さんのほかに目の奥が痛いと言う患者さんもときどきおられます．頻度やメカニズムは不明ですが，特徴的な痛みなので私は注意深く訊くよう

にしています．

朝は比較的頭痛が起こらないのに，昼や夕方になるにしたがって次第に痛くなるのも特徴的です．また，私の経験上，湯船につかると頭痛がひどくなる人も少なくありません．これも忘れず病歴聴取のときに確認しています．

脳脊髄液漏出症発症のキッカケ

脳脊髄液漏出症発症のキッカケですが，先に述べた軽症頭部外傷のほかに，**追突事故**によるものもみられます．**事故から1カ月ほどしてから発症**するので診断も因果関係も曖昧になりがちです．しかし，事故の補償にもかかわる話なので，脳脊髄液漏出症を疑ったら必ず過去半年以内に追突事故を経験していないかを確認しましょう．

ほかに脳脊髄液漏出症のキッカケとなるのは，ジェットコースターに乗った，お酒を飲みすぎた，急激なダイエットをした，手を下に引っ張られた，などがあります．私が診察したなかで「手を下に引っ張られた」と言っていたのは中年女性です．職場で同僚がふざけて後ろから両手を下に引っ張ったのだそうです．それ以来，頭痛が続いたので私の外来にやってきました．この患者さんは自然に改善したのでよかったのですが，日常生活のちょっとした悪ふざけでも起こるのですから怖いですね．似たようなキッカケとして，「買いものの後，両手に重い荷物を下げた」というのもありました．思い荷物を手に下げてもつと必然的に手が下に引っ張られるので，同じようなメカニズムが働くのだと思います．

さて，手を下に引っ張られるとなぜ脳脊髄液漏出症が起こるのか，それを考えてみましょう．私は頸髄神経根のroot sleeveから髄液が漏れるのではないかと思っています．root sleeveというのは，あたかもワイシャツの袖のように神経根を包む硬膜のことです（図）．手を下に引っ張るなどすると袖口にあたる部分が緩んで髄液が少しずつ漏れてしまうのではないでしょうか．ですから，脳脊髄液漏出症に苦しんでいる人の手を下に引っ張る（肩関節の下制）と，髄液がさらに漏れて症状が悪化してしまいます．逆に両手で万歳をしてもらい肩関節を挙上

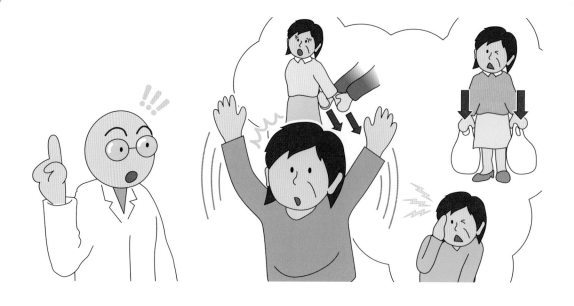

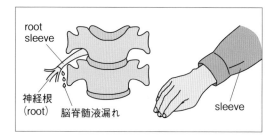

図　root sleeve からの脳脊髄液の漏出イメージ

（下制の反対）させると症状が改善する患者さんがいますが，おそらくは髄液漏れが減るからではないかと思います．

どうやって脳脊髄液漏出症を診断するのか？

　脳脊髄液漏出症の診断ですが，身体診察が最も有効だと私は思っています．1つの方法は頸部を軽く圧迫するQueckenstedt試験で，一時的に頭蓋内圧を上げることによって頭痛の改善を確認します．患者さんの頸静脈を皮膚の上から手で軽く圧迫するだけなので簡単です．また圧迫している手を離したときに急に頭蓋内圧が下がるので，「いたたたた！」と言われることもあります．

　私が実際にやっているもう1つの診察法は患者さ

んに万歳をしてもらうやり方です．先にも述べましたが両手で万歳してもらう姿勢は肩関節の挙上になるので，root sleeveからの髄液漏れが一時的に減るのだと思います．

　身体診察のほかには画像診断として，MRI/MRミエログラフィー，脳槽シンチグラフィー，CTミエログラフィーなどがあります．これらのうち脳槽シンチグラフィーやCTミエログラフィーは腰椎穿刺を伴う検査であり，一時的とはいえ症状を悪化させる懸念があるので私自身は行っていません．交通事故の後遺障害認定などで，どうしても必要なときは他施設に依頼しています．

脳脊髄液漏出症の治療は？

　脳脊髄液漏出症のほとんどは自然軽快するので特別な治療は不要です．私の経験上，痩せすぎている患者さんは治りにくい印象があるので，人によっては太ることをお勧めしています．ただし，ちょっと頭痛が改善してくると油断しがちになります．つい，激しい運動や長時間の散歩をして髄液漏れを悪化させ，再び頭が痛くなった患者さんをたくさんみてきました．なので，水分を多めに摂ってできるだけ安静にしてもらっています．頭痛がひどいと仕事なんかできたものじゃないので，可能であれば職場

を休んでもらった方がいいですね.

　数十人に１人くらいが難治性で，ブラッドパッチを要します．ブラッドパッチというのは患者さん自身の血液を採取し，それを脊髄硬膜外に打ち込むものです．そうすることによって脳脊髄液の漏出部がシールされるのでしょう．絶大な効果のある症例もあれば，何度くり返しても治らない症例もあると聞いています．私自身はブラッドパッチを行った経験はないので，数カ月経っても自然治癒しない症例はブラッドパッチを行っている施設に紹介しています.

おわりに

　脳脊髄液漏出症は不定愁訴と片付けられがちな疾患ですが，知ってさえいれば簡単に診断がつくので見逃さないようにしましょう．ここに述べたように，発症のキッカケ，診断，治療のそれぞれの段階で注意すべきことがいくつかあります．**基本的には自然治癒する疾患なので，そのことを患者さんに説明して安心してもらうことが大切**ですね.

　また，何カ月も経過観察していてもなかなか改善しないこともあります．そういう場合にはブラッドパッチを行うことも考えなくてはなりません．そういったことを想定して，紹介先候補としてどのような専門病院が近くにあるかを知っておくことも重要です．皆さんのご健闘をお祈りしています.

最後に１句

> 追突後　1月（ひとつき）してから
> 　頭痛あり　髄液漏れを　忘れるなかれ

中島　伸
（国立病院機構大阪医療センター脳神経外科・総合診療科）
著者自己紹介：1984年大阪大学卒業.
脳神経外科・総合診療科のほかに麻酔科，放射線科，救急などを経験しました.

Book Information

画像診断に絶対強くなる
ワンポイントレッスン3
何ひとつ見逃さないための読影のポイント！

発行 ⛟羊土社

扇 和之，堀田昌利／編

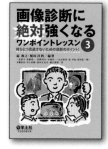

- 解剖・疾患，画像検査の知識から読影のポイントまで幅広く解説！
- 大事なポイントをまとめた「ポイントINDEX」も充実！効率よく学べます！

☐ 定価4,400円(本体4,000円+税10%)　☐ A5判　☐ 197頁　☐ ISBN 978-4-7581-1194-2

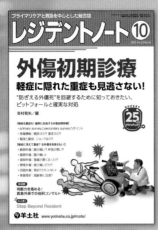
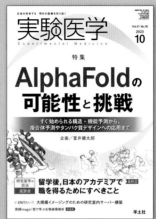
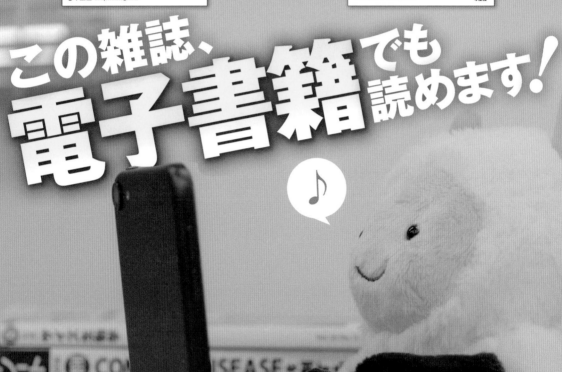

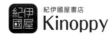

お知らせ ●●●

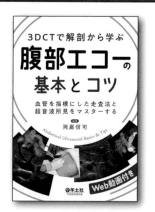

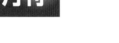

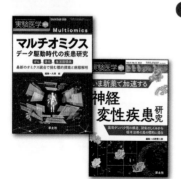

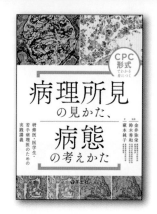
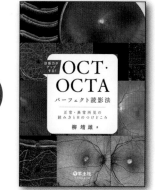
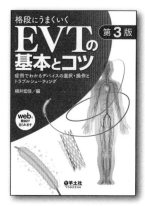

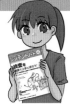

プライマリケアと救急を中心とした総合誌

レジデントノート Back Number

定価2,530円（本体2,300円＋税10％）
※2022年12月号までの価格は定価2,200円（本体2,000円＋税10％）

お買い忘れの号はありませんか？
すべての号がお役に立ちます！

2023年10月号（Vol.25 No.10）

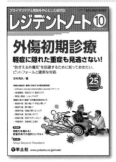

外傷初期診療
軽症に隠れた重症も
見逃さない！

"防ぎえる外傷死"を
回避するために知っておきたい、
ピットフォールと確実な対処

編集／吉村有矢

2023年9月号（Vol.25 No.9）

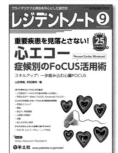

重要疾患を
見落とさない！
心エコー　症候別の
FoCUS活用術

スキルアップ！
一歩踏み込む心臓POCUS

編集／山田博胤，和田靖明

2023年8月号（Vol.25 No.7）

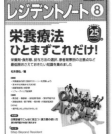

栄養療法
ひとまずこれだけ！

栄養剤・食形態、投与方法の選択、
患者背景別の注意点など
最低限おさえておきたい知識を
集めました

編集／松本朋弘

2023年7月号（Vol.25 No.6）

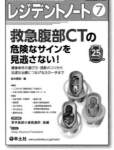

救急腹部CTの
危険なサインを
見逃さない！

撮像条件の選び方・読影のコツから
迅速な治療につなげる次の一手まで

編集／金井信恭

2023年6月号（Vol.25 No.4）

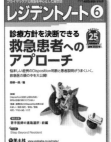

診療方針を
決断できる
救急患者への
アプローチ

悩ましい症例のDisposition判断と
患者説明がうまくいく、
救急医の頭の中を大公開！

編集／関根一朗

2023年5月号（Vol.25 No.3）

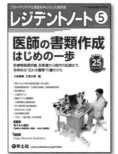

医師の書類作成
はじめの一歩

診療情報提供書、診断書から
院内の記録まで、
効率的な"伝わる書類"の書きかた

編集／大塚勇輝，大塚文男

2023年4月号（Vol.25 No.1）

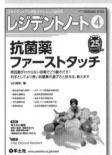

抗菌薬
ファーストタッチ

原因菌がわからない段階で
どう動きだす？
初手としてより良い抗菌薬の
選び方と投与法、教えます

編集／山口裕崇

2023年3月号（Vol.24 No.18）

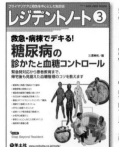

救急・病棟で
デキる！
糖尿病の診かたと
血糖コントロール

緊急時対応から患者教育まで、
帰宅後も見据えた
血糖管理のコツを教えます

編集／三澤美和

2023年2月号（Vol.24 No.16）

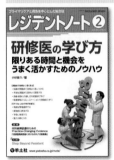

研修医の学び方
限りある時間と
機会をうまく活かす
ためのノウハウ

編集／小杉俊介

2023年1月号（Vol.24 No.15）

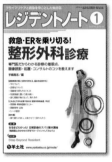

救急・ERを
乗り切る！
整形外科診療

専門医だからわかる診察の着眼点、
画像読影・処置・コンサルトの
コツを教えます

編集／手島隆志

2022年12月号（Vol.24 No.13）

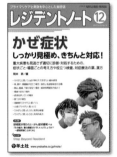

かぜ症状
しっかり見極め、
きちんと対応！

重大疾患も見逃さず適切に
診断・対処するための、
症状ごと・場面ごとの考え方や
役立つ検査、対症療法の薬、漢方

編集／岡本　耕

2022年11月号（Vol.24 No.12）

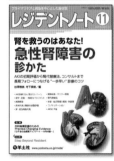

腎を救うのはあなた！
急性腎障害の診かた

AKIの初期評価から腎代替療法、
コンサルトまで
長期フォローにつなげる
"一歩早い"診療のコツ

編集／谷澤雅彦，寺下真帆

以前の号はレジデントノートHPにてご覧ください ▶ www.yodosha.co.jp/rnote/

バックナンバーのご購入は，今すぐ！

● お近くの書店で：レジデントノート取扱書店
　（小社ホームページをご覧ください）

● ホームページから
　www.yodosha.co.jp/

● 小社へ直接お申し込み
　TEL　03-5282-1211（営業）
　FAX　03-5282-1212

※ 年間定期購読もおすすめです！

レジデントノート　電子版バックナンバー

現在市販されていない号を含む，
レジデントノート月刊 既刊誌の
創刊号〜2019年度発行号までを，
電子版（PDF）にて取り揃えております.

・購入後すぐに閲覧可能　・Windows/Macintosh/iOS/Android 対応

詳細はレジデントノートHPにてご覧ください

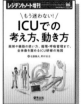
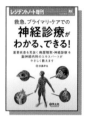

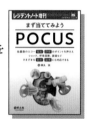

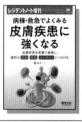
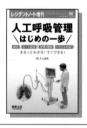
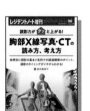
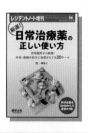

レジデントノート 次号**12**月号 予告

(Vol.25 No.13) 2023年12月1日発行

特　集

脳卒中診療を乗り切る！（仮題）

編集／中村光伸（前橋赤十字病院 高度救命救急センター 集中治療科・救急科）

初期研修医の先生も，救急外来などで脳卒中患者さんの対応に苦慮することは多いかと思います．12月号では，脳卒中の評価，初期対応，治療方針，病棟管理，リハビリテーションなど，研修医がよく困ること・把握しておくべきことをご解説いただきます．身近なシチュエーションで出会う脳卒中にきちんと対応するための必要十分な内容をコンパクトにまとめた特集です．

1）救急外来での評価 ① 救急隊との連携 ……………………… 小橋大輔

2）救急外来での評価 ② 神経診察（意識障害の評価）……………… 小畑仁司

3）救急外来での評価 ③ 神経診察（NIHSS）……………………… 池田尚人

4）救急外来での評価 ④ 呼吸・循環……………………………… 増田　衛

5）救急外来での評価 ⑤ 画像診断（CT，MRI）…………………… 神徳亮介

6）脳卒中の治療方針の考え方 ……………………………… 清水立矢

7）脳卒中患者の全身管理…………………………………… 本多　満

8）研修医も知っておきたい！ リハビリテーション……………… 伊部洋子

連　載

● なるほどわかった！ 日常診療のズバリ基本講座
『2100年の救急当直（?！）から学ぶ「気候変動×医療」』
……………………………… 豊田喜弘（福島県立医科大学 地域・家庭医療学講座），
梶　有貴（国際医療福祉大学成田病院 総合診療科），
原　大知（水戸協同病院 総合診療科）

● 判断力を高める！ 救急外来での他科コンサルト（シリーズ編集／一二三 亨）
「妊婦と腹痛：画像検索」……………………………… 堀江勝博（聖路加国際病院 救急部）
その他

※タイトルはすべて仮題です．内容，執筆者は変更になることがございます．

レジデントノート購入のご案内

これからも臨床現場での「困った！」「知りたい！」に答えていきます！

年間定期購読（送料無料）

● 通常号〔月刊2,530円（10％税込）×12冊〕
… 定価30,360円（本体27,600円+税10％）

● 通常号+増刊号
〔月刊12冊+増刊5,170円（10％税込）×6冊〕
… 定価61,380円（本体55,800円+税10％）

★上記の価格で定期購読をお申し込みの方は通常号をブラウザで閲覧できる「WEB版サービス」※1を無料でご利用いただけます.

便利でお得な年間定期購読をぜひご利用ください！

✓送料無料※2
✓最新号がすぐ届く！
✓お好きな号からはじめられる！

※1「WEB版サービス」のご利用は，原則として羊土社会員の個人の方に限ります
※2 海外からのご購読は送料実費となります

下記でご購入いただけます
● お近くの書店で
レジデントノート取扱書店（小社ホームページをご覧ください）
● ホームページから または 小社へ直接お申し込み
www.yodosha.co.jp/
TEL 03-5282-1211（営業）FAX 03-5282-1212

◆ 編集部より ◆

　初期研修中に病棟で高齢患者さんを診る機会は多いかと思います．多疾患併存に生活面での問題も重なり頭を抱えた…といった経験のある方もいらっしゃるかもしれません．

　今月号の特集では入院中の高齢者に生じやすい「せん妄」や「褥瘡」などの入院関連合併症（HAC）をテーマに，高齢者の複雑な問題を整理するフレームワーク「5Ms」を用いた対応をご解説いただきました．難しい状況においてもアクションの一歩を踏み出すきっかけとして，本特集をご活用いただければ幸いです． (溝井)

レジデントノート

Vol. 25 No. 12 2023〔通巻358号〕
2023年11月1日発行　第25巻　第12号
ISBN978-4-7581-2706-6

定価2,530円（本体2,300円＋税10％）〔送料実費別途〕

年間購読料
定価30,360円（本体27,600円＋税10％）
〔通常号12冊，送料弊社負担〕
定価61,380円（本体55,800円＋税10％）
〔通常号12冊，増刊6冊，送料弊社負担〕
※海外からのご購読は送料実費となります
※価格は改定される場合があります

© YODOSHA CO., LTD. 2023
Printed in Japan

発行人	一戸裕子	
編集人	久本容子	
副編集人	遠藤圭介	
編集スタッフ	田中桃子，清水智子，伊藤 駿 溝井レナ，松丸匡兵	
広告営業・販売	松本崇敬，中村恭平，加藤 愛	
発行所	株式会社 羊 土 社	
	〒101-0052　東京都千代田区神田小川町2-5-1 TEL　03(5282)1211 ／ FAX　03(5282)1212 E-mail　eigyo@yodosha.co.jp URL　www.yodosha.co.jp/	
印刷所	三報社印刷株式会社	
広告申込	羊土社営業部までお問い合わせ下さい.	

死亡直前と看取りのエビデンス

の

エビデンス

第2版

森田達也　　白土明美

聖隷三方原病院 副院長 緩和支持治療科　　宮崎市郡医師会病院 緩和ケア科 部長

「亡くなる過程（natural dying process）を科学する」という視点を国内で初めて提供した書籍の第2版。今改訂では、初版刊行以降の国内外における新たな研究知見をふんだんに盛り込み、著者自身の経験に根差したわかりやすい解説とともに、新たな知見がどのように臨床に役立つのかにも重点が置かれている。「死亡直前と看取り」に携わるすべての医療職者に向けた待望の改訂版、ここに堂々の刊行！

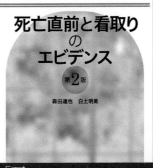

死亡直前と看取り
の
エビデンス
第2版

森田達也　白土明美

「死」をエビデンスから捉えた
ロングセラー

「亡くなる過程（natural dying process）を科学する」
という視点でまとめた本書
新知見を盛り込み充実の改訂！
医学書院

● B5　頁312　2023年　[ISBN978-4-260-05217-7]
定価3,740円（本体3,400円+税10%）

目次

医学書院
〒113-8719　東京都文京区本郷1-28-23　[WEBサイト]https://www.igaku-shoin.co.jp
[販売・PR部]TEL:03-3817-5650　FAX:03-3815-7804　E-mail:sd@igaku-shoin.co.jp

感染管理とマニュアル作成に活かせる！

千葉大学病院
病院感染予防対策
パーフェクト・マニュアル　改訂第3版

監修　猪狩 英俊　千葉大学医学部附属病院感染制御部長・感染症内科教授
編集　千葉 均　千葉大学医学部附属病院感染制御部看護師長

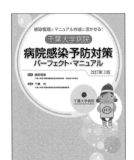

5類移行後の新型コロナウイルス感染症（COVID-19），エムポックス（サル痘）等の対応をはじめ，COVID-19パンデミック下での教訓を積み重ね培われた千葉大学病院のノウハウを余すところなく盛り込んだ，感染予防対策マニュアル改訂第3版．本書は千葉大学病院で実際に使用されているマニュアルを再編集し書籍化．各医療機関で実際にマニュアルを作成する際の「素材集」としても活用いただける，現場で幅広く役立つ1冊です．

主要目次

A　標準予防策	F　アウトブレイク
B　職業感染対策	G　検体の取り扱い
C　感染経路別予防策	H　処置・ケア関連
D　病原体別対応	I　抗菌薬適正使用
E　感染症患者発生報告	J　廃棄物取り扱い

B5判　180頁　定価4,180円（本体3,800円＋税）ISBN978-4-7878-2631-2

フィジカルアセスメントで追いつめる！
リウマチ・膠原病診療マスト＆ベスト

監修　藤田 芳郎・岸本 暢將
編著　滝澤 直歩・志水 英明

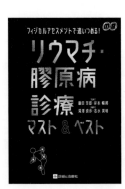

本書は，フィジカルアセスメントや病歴聴取をしっかり行って，関節の痛みや臓器障害から，①リウマチ・膠原病を疑い，そして適切な検査をして，②リウマチ・膠原病を診断することの2本柱で構成となっています．また，リウマチ・膠原病疾患に苦手意識のある若手医師や非専門医がリウマチ・膠原病疾患の疑いのある患者を診る際に，スムーズに診断まで進められるアプローチの方法など，すぐに役立つ知識がちりばめられています．

主要目次

1　総論	section3:不明熱を考える
1　リウマチ・膠原病診療の考え方	section4:検査の考え方
2　診断編	section5:診断をつけにいく
section0:診断への近づき方	**3　治療編**
section1:痛みから考える	1　薬剤の使い方
section2:障害臓器から考える	Column

A5判　636頁　定価8,800円（本体8,000円＋税）ISBN978-4-7878-2572-8

診断と治療社

〒100-0014　東京都千代田区永田町2-14-2山王グランドビル4F
電話 03（3580）2770　FAX 03（3580）2776
http://www.shindan.co.jp/
E-mail:eigyobu@shindan.co.jp

（23.08）

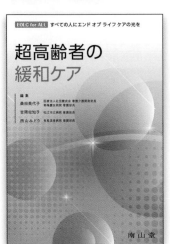

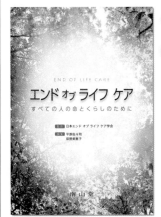

Book Information

実験医学別冊　もっとよくわかる！シリーズ

もっとよくわかる！
線維化と疾患
炎症・慢性疾患の初期からはじまる
ダイナミックな過程をたどる

菅波孝祥，田中　都，伊藤美智子／編

■定価 5,500円（本体 5,000円＋税10%）　■B5版　■172頁
■ ISBN 978-4-7581-2213-9

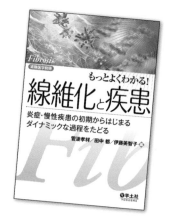

複雑な線維化を体系的に学べる
入門書がついに登場！

● 線維化プロセスを、横糸（プレーヤー、ネットワーク）と縦糸（疾患ごと）で体系的に理解できる
● 線維化とは疾患の成れの果てではなかった！治療・研究の現状とこれからの課題がみえてくる
● がん、老化、肥満・糖尿病、肝硬変、慢性腎臓病などあらゆる疾患にかかわる研究者にオススメ

目次

➜ 羊土社ウェブサイトで
「Web立ち読み」公開中

発行　羊土社　YODOSHA

〒101-0052　東京都千代田区神田小川町2-5-1　TEL 03(5282)1211　FAX 03(5282)1212
E-mail：eigyo@yodosha.co.jp
URL：www.yodosha.co.jp/

ご注文は最寄りの書店、または小社営業部まで

レジデントノート　11月号
掲載広告　INDEX